RESPIRA CON CIENCIA

YVAN CAM

RESPIRA CON CIENCIA

DIANA

Obra editada en colaboración con Editorial Planeta – España

Título original: *La maîtrise du soufflé*

© Éditions Solar, 2020
Éditions Solar es un sello de Édi8, París, Francia.

© de la traducción, Antonio Francisco Rodríguez Esteban, 2024

© 2024, Editorial Planeta, S. A. – Barcelona, España

Derechos reservados

© 2024, Editorial Planeta Mexicana, S.A. de C.V.
Bajo el sello editorial DIANA M.R.
Avenida Presidente Masarik núm. 111,
Piso 2, Polanco V Sección, Miguel Hidalgo
C.P. 11560, Ciudad de México
www.planetadelibros.com.mx

Primera edición impresa en España: febrero de 2024
ISBN: 978-84-08-28155-9

Primera edición en formato epub en México: agosto de 2024
ISBN: 978-607-39-1822-0

Primera edición impresa en México: agosto de 2024
ISBN: 978-607-39-1644-8

Impreso en los talleres de Litográfica Ingramex, S.A. de C.V.
Centeno núm. 162-1, colonia Granjas Esmeralda, Ciudad de México
Impreso en México – *Printed in Mexico*

ÍNDICE

INTRODUCCIÓN

¿Por qué escribir un libro sobre la respiración? Puede parecer sorprendente. Respiramos durante todo el día a lo largo de toda nuestra vida y ni siquiera tenemos que prestar atención a ello. A lo mucho, cuando realizamos un esfuerzo físico importante, nos damos cuenta de que nuestra respiración cambia para inhalar más aire. Algo que, en líneas generales, hacemos muy bien. Entonces, ¿por qué preocuparse por algo que funciona y de lo que no nos tenemos que ocupar? ¿Acaso no hay otros temas más relevantes en los que centrarse que en nuestra forma de respirar?

He aquí dos argumentos para intentar responder a esta pregunta. El primero: si te pido que dejes de respirar ahora mismo, es poco probable que logres hacerlo durante más de un minuto o dos. Por lo tanto, podemos afirmar, con toda seguridad, que no hay nada más importante que respirar. El segundo argumento está vinculado a la regulación de los procesos fisiológicos fundamentales. El hecho de que no tengamos que reflexionar sobre cómo utilizar nuestra respiración en función de nuestras necesidades demuestra la increíble eficacia y complejidad de los sistemas que la controlan y, a su vez, reciben información sobre el estado de la respiración. En consecuencia, tal vez sea posible, a través de la respiración consciente, utilizar estos sistemas para ejercer un efecto sobre nuestro organismo...

Así, a la luz de estos dos argumentos, resulta evidente que el estudio de la respiración es más importante de lo que parece a primera vista. Ahora, analicemos con más detalle algunos fenómenos ligados a la respiración. Por ejemplo, ¿eres consciente de que la respiración influye mucho en la postura? Un mal hábito respiratorio puede implicar terribles dolores de nuca y espalda. El estrés es uno de los males del siglo y se ha descubierto que una respiración demasiado rápida aumenta sus niveles, así como el de las hormonas que mantienen ese estado. Y, para concluir, respirar por la boca puede incluso afectar directamente al sistema inmunitario.

UNA BUENA RESPIRACIÓN PARA MEJORAR LA POSTURA

Podría pensarse que lo único que hace la respiración es acarrear problemas cuando es mala, pero ¡esto no es así en absoluto! Al contrario, una buena respiración mejorará tu postura. La práctica respiratoria regular hará que gestiones mejor la energía y las emociones. Incrementará tu rendimiento físico y deportivo. Incluso puede repercutir en los cromosomas para protegerlos durante más tiempo. En otras palabras, ¡por medio de la respiración, influirás directamente en tu ADN!

Pero ¿cómo un proceso tan común puede tener tal alcance? Para comprenderlo, hay que examinar a profundidad el funcionamiento de la respiración. Al entender cómo funciona, o más bien cómo debe funcionar, será más fácil controlarla a nuestro antojo para obtener resultados determinados. Además, conociendo el funcionamiento de la respiración, evitaremos aquellos hábitos que repercuten negativamente en nuestra salud.

¡Por esta razón, el asunto central de este libro será comprender el funcionamiento de la respiración! Al analizar en conjunto los diferentes aspectos biológicos de este proceso, descubriremos cómo aprovecharlos, independientemente de nuestros objetivos.

Mi nombre es Yvan Cam. Practico y soy profesor de artes marciales desde hace treinta años. También tengo un doctorado en Biología y soy emprendedor en el ámbito de las biotecnologías. Para ser más exactos, trabajo en la optimización del metabolismo por medio de enfoques de biología sintética con diversos propósitos. La biología sintética postula que, si realmente comprendemos un sistema, podremos desarmarlo y volver a construirlo, optimizándolo para responder a una problemática específica. Además, en este ámbito, fundé una *start-up* en la que trabajo en la actualidad. Evidentemente, sin duda por deformación profesional, esta manera de pensar ha ejercido una gran influencia en mi modo de afrontar diferentes cuestiones, entre ellas la respiración.

Sin embargo, *a priori*, mi trayectoria no me llevó a interesarme por este fenómeno. Como todo el mundo, cuando oía hablar de la respiración, en absoluto era consciente de la complejidad de la cuestión. Sí conocía vagamente el yoga y la meditación, y sabía que la respiración formaba parte de esas prácticas, aunque, en mi opinión, en ellas la cuestión consistía únicamente en alcanzar un estado de calma. Creía que los demás efectos dependían de las creencias y las sensaciones subjetivas de los practicantes, principalmente vinculadas al contexto de la práctica. Simplificándolo, no encontraba nada particular en la respiración que justificara invertir tiempo en estudiarla.

A decir verdad, esto no es del todo cierto. Desde hace tiempo, me divierto practicando apnea y, para ser eficiente, hay que tener una respiración amplia, relajarse y tolerar bien la sensación de falta de aire. Por tanto, sabía que la forma de ventilar influye en gran medida en este tipo de actividad y en la forma en que el cuerpo soporta la privación de aire. A pesar de eso, nunca me interesé por esta práctica. De hecho, la apnea era más bien un pasatiempo relacionado con el hecho de acompañar a mi abuelo a bucear en el mar. Se le daba muy bien. De hecho, a los setenta y cinco años, aún era capaz de permanecer dos minutos bajo el agua para pescar. Ver cómo se sumergía y no aparecía me suscitaba cierta inquietud... Incluso hoy en día, cuando entreno mi respiración, ¡me sigue resultando muy difícil! Por lo tanto, es evidente que no he profundizado lo suficiente en la apnea. Tengo una gran admiración por quienes la practican, como Guillaume Néry.

Entonces, ¿por qué acabé interesándome por el tema de la respiración, que hoy en día ocupa una buena parte de mi tiempo libre? En realidad, mi camino siguió dos vías paralelas y, *a priori*, sin relación entre sí: las artes marciales y mis estudios en el ámbito de la biología, más concretamente del metabolismo.

Paradójicamente, no es en el ámbito de las ciencias biológicas donde he concentrado el estudio de la respiración. Más bien, me he dedicado a la respiración celular, pero muy poco a la ventilación y su regulación. Veremos la diferencia. Como es evidente, la respiración se estudia mucho en la universidad y la medicina, pero, sobre todo, en relación con las patologías que puede producir o que la afectan. De hecho, hasta hace muy poco, apenas se había profundizado en sus efectos sobre la salud general y el rendimiento deportivo, algo curioso cuando se conocen las implicaciones de este proceso fisiológico tan esencial.

Por su parte, durante largo tiempo y en líneas generales, la respiración ha sido objeto de estudio de costumbres ancestrales, por lo general vinculadas a prácticas religiosas. Sin embargo, no se pueden comparar los resultados obtenidos por la ciencia con los de la tradición, ya que esta última se basa principalmente en la experiencia y la percepción, mientras que la ciencia utiliza herramientas de objetivación y racionalización de los fenómenos. No obstante, sería ridículo rechazar, bajo este pretexto, este tipo de prácticas, que a veces han puesto a prueba, a lo largo de los milenios, diversos métodos para respirar mejor y controlar el propio cuerpo; en cambio, es necesario analizar sus hallazgos para intentar comprenderlos.

LOS BEDUINOS IDEARON UN MÉTODO RESPIRATORIO

En efecto, de forma empírica, se desarrollaron prácticas respiratorias muy avanzadas que proporcionan resultados espectaculares. Hoy en día, los yoguis capaces de ralentizar su corazón son un fenómeno plenamente aceptado por la comunidad científica. Los beduinos idearon un método de respiración que les permite recorrer cientos de kilómetros, a pie y sin dificultades, en pleno desierto y con muy poco descanso. Algunos monjes tibetanos son capaces de pasar muchas horas en la nieve con ropa muy ligera gracias al tumo. Esto también se ha estudiado (Kozhevnikov *et al.*, 2013). Además, juegan a derretir la nieve a su alrededor o a secar su ropa mojada por medio del calor corporal. Por añadidura, podemos hablar de las prácticas de trance, como el trance sufí, con resultados espectaculares en casos de traumas psíquicos. Por último, el taoísmo sugiere respirar menos para gozar de buena salud, y veremos que esta recomendación está lejos de ser insignificante...

Más cerca de nosotros, un neerlandés que se sumergía en los canales de Ámsterdam desarrolló una técnica respiratoria que le permitía resistir el frío y batió decenas de récords en el *Libro Guinness*. La apnea de alto nivel permite a los seres humanos permanecer varias decenas de minutos bajo el agua. Así pues, el empirismo a veces resulta positivo, en especial porque, a diferencia de la ciencia moderna, estos métodos suelen basarse en cientos de años de ejercicio y cuentan con millones de practicantes. Por esa razón, sería poco inteligente rechazar por completo sus observaciones bajo el pretexto de que no es un conocimiento científico. Por otro lado, también sería absurdo aceptarlas sin espíritu crítico y sin pretender comprender cómo funcionan mediante un planteamiento racional.

En efecto, el problema del empirismo es que rara vez está organizado y es habitual que se pierda información durante la transmisión. A veces, esto da lugar a problemas metodológicos o técnicos que no parecen tener sentido, lo que suele deberse a que algo se pasó por alto. Es una realidad habitual en las artes marciales y también en disciplinas como el yoga o la medicina china. Por último, aunque no existiera este problema, el hecho de que algo funcione no significa que sea óptimo. En eso se fundamenta la biología sintética. La evolución no es la solución idónea, es la acumulación de las mejores soluciones adoptadas para un problema determinado en un momento determinado. Así, el camino tomado para evolucionar a veces es tortuoso, después de tener que responder a diferentes problemas a lo largo del tiempo. Por lo tanto, suele ser posible encontrar una mejor solución que la de un sistema si no necesitamos apoyarnos en su evolución histórica. Todo lo que abarca una tradición no apareció al mismo tiempo y ciertas soluciones adoptadas a veces no tienen que ver con cuestiones biológicas, sino más bien sociales. Entonces, resulta positivo comprender con precisión para qué sirve cada cosa.

El otro problema del empirismo es que puede provocar desviaciones. En efecto, al no disponer siempre de bases sólidas que actúen como marco de referencia, es difícil saber si un instructor se inscribe en el ámbito de la tradición o le da su toque personal sin tener necesariamente las competencias... Ahora bien, cuando una tradición perdura decenas, cientos o incluso miles de años, podemos plantearnos legítimamente el efecto que ejerce el boca en boca sobre el contenido de la práctica.

Por último, el empirismo tiende a no interesar a la comunidad científica, que funciona basándose en una construcción intelectual organizada. Por tanto, mientras estas prácticas no se hayan puesto a prueba mediante un modelo bien definido, no se desarrollará la investigación sobre este tema. Y, si no crece exponencialmente, será difícil optimizar lo que ya sabemos de la respiración y sacarle el máximo partido. Ojo: esto no quiere decir que la comunidad científica esté cerrada; es una cuestión de asignación de recursos. Es mucho más difícil encontrar financiación para estudiar algo nuevo que una realidad bien documentada. Por lo tanto, hay mucho trabajo por hacer en lo referente al estudio de la respiración y sus efectos, positivos y negativos. Con este objetivo en mente, el empirismo es un punto de partida interesante. Además, la investigación científica actual sobre la respiración a menudo se basa en el estudio de técnicas tradicionales para evaluar sus efectos y comprenderlos.

Así pues, la lógica que rige mi estudio es esta: comprender cómo funciona fisiológicamente la respiración, observar lo que sucede en la práctica y descubrir los aspectos positivos para sacarles partido, dejando a un lado aquellos que no lo son tanto o lo que en este momento no soy capaz de comprender.

UN MÉTODO DE RESPIRACIÓN ESTRUCTURADO Y POR ETAPAS

Estudiar la respiración es complejo, dado que es necesario un enfoque muy transversal. Se hace imperativo comprender las reacciones químicas, el funcionamiento celular, la fisiología, la anatomía y la biomecánica. También hay que conocer la neurobiología y la neurofisiología para comprender los efectos que tienen sobre la mente y las emociones. En pocas palabras, este proceso tan banal abre una inmensa puerta a nuestro funcionamiento y a quiénes somos en realidad bajo esta capa de procesos biológicos. De ello se deduce que no debemos dudar en recurrir a especialistas para comprenderlo mejor. No podemos dominarlo todo. Por lo tanto, en este libro pedí ayuda a muchas personas mucho más competentes que yo para hablar de problemas específicos.

Durante los últimos diez años, al estudiar el tema, he ido desentrañando este fenómeno para tener la visión sobre la respiración más completa y actualizada que me fuera posible. A través de este itinerario, en este libro propongo al lector descubrir toda la riqueza del proceso fisiológico más importante de nuestra biología. Mis experiencias y mis encuentros me han orientado hacia las investigaciones que es preciso realizar para comprender mejor lo que podríamos llamar «respiración consciente», pero también para practicarla con más eficacia. A lo largo de este periodo, he experimentado un cambio profundo en múltiples niveles. Cada ocasión ha correspondido a una mejora en mi manera de respirar.

Así es como este itinerario me permitió sentar las bases de un método de respiración estructurado y por etapas basado en un conocimiento actualizado con el fin de obtener el máximo beneficio. ¡En los próximos capítulos invito al lector a descubrir los resultados de este trabajo!

LA RESPIRACIÓN, ¿POR QUÉ DARLE TANTA IMPORTANCIA?

La mayor parte del tiempo no prestamos atención a nuestra forma de respirar. En todo caso, no mientras no haya un problema concreto. Como es evidente, un asmático es consciente de que tiene un problema al inhalar y exhalar aire, también una persona estresada y angustiada, así como una que acaba de realizar una actividad física intensa. De hecho, como ocurre a menudo, solo percibimos que algo no anda bien cuando hay un problema. Esto orienta necesariamente la manera de abordar el estudio de la respiración, dado que la necesidad principal es resolver el problema que identificamos.

Por consiguiente, lo que sabemos sobre respiración son técnicas para resolver problemas pequeños. Por ejemplo, para calmarse, hay que inhalar lentamente por la nariz y exhalar por la boca; para no enervarse, respirar lentamente por la nariz; para relajarse, inhalar profundamente y exhalar mientras se suelta tensión. En pocas palabras, trucos que todo el mundo conoce y a menudo pone en práctica de manera espontánea.

Por el contrario, en lo que concierne a la optimización de la respiración o la prevención de problemas, el conocimiento de la mayoría de la gente suele ser nulo. Y es una lástima. Peor, es habitual pensar, erróneamente, que la respiración no plantea inconveniente alguno en el día a día porque no percibimos que algo ande mal en particular. Nada más lejos de la realidad. Tu respiración diaria tendrá una gran repercusión sobre tu persona en conjunto. A veces, problemas que a primera vista no tienen nada que ver con la respiración se manifiestan sin que entiendas por qué. Por lo tanto, es crucial saber respirar correctamente. Hay que ser consciente de un dato fundamental: respiramos alrededor de veinte mil veces al día. En las artes marciales —también en el caso de la artesanía—, se dice que hay que repetir un gesto miles de veces para que este se convierta en algo natural. Imagina las consecuencias de un mal gesto reiterado veinte mil veces todos los días de tu vida. ¿De verdad piensas que no tendrá consecuencias? Claro que las habrá y, lo que es peor, ¡el estado que precede a la aparición de estas consecuencias te parecerá normal!

NUTRICIÓN Y RESPIRACIÓN, ¿ES LA MISMA LUCHA?

Si volvemos la vista treinta o cuarenta años atrás, encontramos un ejemplo que se parece a la respiración: la nutrición. En aquella época, la mayoría de la gente tenía muy pocas nociones de lo que significa comer bien. Es más, ni siquiera se trataba de un problema. Solo tras un peligroso aumento de enfermedades asociadas a una alimentación desequilibrada, junto con el deseo de perder peso, la mayoría empezó a informarse cada vez más sobre cuestiones de nutrición. Hemos llegado hasta tal punto que, en la actualidad, nos interesamos por los aportes en microelementos y oligoelementos. Incluso hay start-ups creadas para influir en la microbiota a través de la alimentación, ¡con efectos muy prometedores para la salud! No está mal para una realidad completamente subestimada no hace tanto tiempo.

Reconozcamos que hoy en día la respiración se encuentra en una situación idéntica. Se considera que, forzosamente, funciona bien y que no hace falta ocuparse de ella. Continuemos con el paralelismo de la nutrición. La nutrición influye en nuestro nivel energético. La respiración también, ya que el oxígeno es el elemento que permite convertir en energía el carbono ingerido por medio de la dieta. La nutrición influye en nuestras hormonas. El chocolate, por ejemplo, provoca una sobreproducción de dopamina, la hormona de la recompensa. ¿Adivinas? La respiración también. La hiperventilación, seguida de la apnea, produce igualmente esta hormona. La alimentación influye en nuestra microbiota. ¡La respiración también: directamente en la microbiota bucal e indirectamente en la microbiota intestinal! Si la nutrición es tan importante, es de suponer que ocurra lo mismo con la respiración, ¡dado que las dos están íntimamente relacionadas!

EL ESTRÉS Y LA ANGUSTIA PUEDEN ESTAR RELACIONADOS CON UNA MALA RESPIRACIÓN

Ahora bien, lo inquietante es que en nuestra sociedad están apareciendo problemas directamente relacionados con una mala respiración. Como veremos, el estrés y la angustia guardan una estrecha relación con la mala respiración. La inmunidad se ve perjudicada al respirar por la boca. Los problemas posturales están vinculados a una mala respiración, junto al sedentarismo. Lo veremos en este libro.

Personalmente, antes de interesarme por este tema, mi práctica se limitaba a llevar a cabo una preparación básica para la apnea y, al practicar deporte, a intentar mantener una respiración constante. Aparte de eso, no sabía nada, y no tenía idea de que mi respiración, que entonces no era buena, tuviera algo que ver en todas las pequeñas molestias de salud o problemas mecánicos que pudiera padecer. Sin embargo, conocía las bases mecánicas y fisiológicas de la respiración. Por supuesto, era un conocimiento superficial; nunca había reflexionado realmente sobre las implicaciones que esto tenía. No obstante, es importante contar con unas nociones básicas para comprender de qué estamos hablando y asimilar con más facilidad cómo repercute en el resto de la fisiología.

Así pues, ¿qué es la respiración? Estos son los mecanismos fundamentales de este proceso.

LA VENTILACIÓN, UN FENÓMENO MUSCULAR

El uso del término *respiración* para designar la entrada de aire en los pulmones es un abuso del lenguaje. En realidad, la respiración es un fenómeno celular que nos permite crear energía bajo la forma de adenosina trifosfato (ATP, por sus siglas en inglés). Esta molécula nos permite activar los músculos y llevar a cabo reacciones moleculares indispensables para la vida. Estas reacciones suceden a partir de una hidrólisis de la molécula de ATP, que pierde un fosfato y libera energía. La energía así liberada permite que se produzcan estas reacciones moleculares. Sin embargo, nuestra reserva de ATP es relativamente débil en el plano celular, por lo que su consumo se debe reequilibrar mediante su regeneración.

En los animales, esta regeneración tiene lugar a partir del consumo de glucosa de las mitocondrias, que son orgánulos celulares. En este proceso de regeneración, hay una molécula indispensable, el dioxígeno (O_2), que, aunque no esté directamente implicado en el uso de la glucosa, permite regenerar los cofactores indispensables para su empleo, al actuar como aceptor terminal del electrón. Por lo tanto, el O_2 es esencial para regenerar la ATP.

Es interesante señalar que todos los seres que han desarrollado una respiración aerobia (dependiente del oxígeno) necesitan este uso del oxígeno, salvo por un detalle. Los organismos simples, compuestos por una sola célula, obtienen oxígeno por mera difusión desde el medio externo. No obstante, a medida que los organismos iban ganando en complejidad, la difusión del oxígeno fue dejando de ser suficiente para ser viable y abastecer a todo el organismo. Así, desarrollaron sistemas de ventilación. Este es el papel del diafragma, los pulmones, la sangre y el corazón, que se encuentran en los vertebrados. La respiración, tal y como la entiende la mayoría de las personas, es principalmente ventilación, ya que suministra oxígeno para la respiración celular.

Examinemos con más detenimiento esta ventilación, a la que por comodidad llamaremos «respiración» a lo largo de este libro (utilizaremos «respiración celular» en los demás casos). En la respiración hay una particularidad fundamental. Está controlada por dos partes bien diferenciadas del sistema nervioso: el sistema nervioso autónomo, que gestiona todas las funciones automáticas, que se realizan de manera natural sin que pensemos en ellas, pero también el sistema nervioso somático, que controla todas las acciones voluntarias de nuestro cuerpo. ¡La respiración es prácticamente el único sistema en el que esto es posible!

En primer lugar, esta respiración es un fenómeno mecánico que permite que el aire se introduzca en nuestro cuerpo y, en segundo, un fenómeno químico que posibilita extraer el O_2 del aire para distribuirlo a las células por medio del torrente sanguíneo. A su vez, permite expulsar dióxido de carbono, un metabolito generado por el metabolismo celular. Diversos músculos intervienen en la ventilación mecánica: los inhalatorios dejan entrar el aire y los exhalatorios lo expulsan.

El más importante de todos es el diafragma torácico, conocido simplemente como «diafragma». Es el músculo inhalatorio principal. Separa la cavidad torácica, arriba, de la cavidad abdominal, abajo. La parte superior es convexa, con forma de cúpula. Cuando se contrae, se aplana y se proyecta hacia abajo, presionando así el contenido de la cavidad abdominal (los órganos). Por consiguiente, aumenta la presión intraabdominal y, al mismo tiempo, disminuye la presión intratorácica. La depresión así creada permite la entrada de aire en los pulmones. Este aire contiene hasta un 78% de nitrógeno, alrededor de un 21% de oxígeno y el resto está formado por CO_2 y gases nobles. Cuando el diafragma se relaja y recupera su posición inicial, la presión vuelve a la normalidad y se expulsa el aire excedente. A continuación, el aire se enriquece con hasta un 4% de CO_2 y se expulsa alrededor de un 17% del oxígeno. Cabe señalar que todo el oxígeno asimilado por el cuerpo se expulsa bajo la forma de CO_2. Se constata, por tanto, su vinculación a un carbono. Este carbono procede de la glucosa aportada por la alimentación o es producto de la conversión de nuestras grasas.

El diafragma, controlado tanto de forma autónoma (por la inervación del nervio vago y el plexo celiaco) como voluntaria (por la inervación del nervio frénico, responsable del hipo cuando está irritado), nos permite respirar sin pensar en ello, pero también acelerar o ralentizar voluntariamente la respiración en función de nuestras necesidades. El diafragma es palpable a la altura del plexo solar. Por lo tanto, si está muy tenso, resulta doloroso al tacto. Un golpe recibido en ese lugar corta la respiración a la mayoría de las personas. Sin embargo, si el diafragma está muy relajado, no debería causar un daño distinto a cuando se recibe un golpe en cualquier otra zona del cuerpo.

Existen otros músculos inhalatorios, los accesorios, pero hablaremos de ellos detalladamente cuando abordemos el movimiento respiratorio propiamente dicho. Lo mismo haremos con los músculos exhalatorios.

La caja torácica es la parte del cuerpo que contiene, entre otras cosas, los dos pulmones, el derecho y el izquierdo, y el corazón. Está delimitada por el esternón en la parte delantera, por las costillas y los músculos intercostales en los lados y por la columna vertebral en la parte trasera. Los pulmones están pegados por efecto ventosa a la pared torácica a través de la pleura, que, simplificando, es una bolsa cuya presión es negativa. Esta presión negativa mantiene los pulmones abiertos y adheridos a la pared; sin ella, serían blandos y se desmoronarían. Hay una pleura por cada pulmón.

Así, puede suceder que, después de una conmoción violenta, el pulmón se comprima por desprendimiento de la pleura. Un fenómeno muy impresionante que he tenido ocasión de ver en una competencia de judo: la persona inhalaba al máximo, pero tenía sensación de ahogo porque el aire no podía entrar en su pulmón, aplastado y desconectado de los movimientos musculares.

Los pulmones izquierdo y derecho no son completamente idénticos: el pulmón izquierdo está formado por dos lóbulos, superior e inferior, mientras que el derecho, por tres, inferior, medio y superior. El aire entra en los pulmones por la tráquea, una estructura fibrocartilaginosa que se divide en bronquios, que se subdividen en bronquiolos, los cuales, tras una veintena de divisiones más, desembocan en los alveolos. Esto articula un sistema distributivo que posee propiedades aerodinámicas optimizadas para distribuir el aire de la manera más homogénea posible en los pulmones.

Así, el pulmón es un órgano concebido para los intercambios gaseosos. Permite que el oxígeno entre en la sangre y salga el CO_2. El movimiento de estos gases se efectúa por simple difusión. ¿Cómo funciona la difusión? Por cambios de presión. La presión de un gas lo empujará a difundirse hacia una zona de menor presión que la que genera. Esta difusión sigue una ley, la ley de Flick, que dice que la cantidad de gas que atraviesa un tejido es inversamente proporcional a su grosor, pero proporcional a su superficie. Esto significa que, para que haya una buena difusión, el tejido debe ser fino y la superficie, extensa. La buena noticia es que esto es así en el caso del pulmón. Sin embargo, en el ser humano, el grosor no es del todo óptimo en comparación con el de otros mamíferos, en particular, los mamíferos marinos.

¡UNOS QUINIENTOS MILLONES DE ALVEOLOS POR PULMÓN!

En efecto, a pesar de su limitado tamaño, el pulmón está organizado para optimizar la ratio superficie/grosor. Esto se logra gracias a que los alveolos están envueltos por muchos vasos sanguíneos pequeños. Los alveolos son unos saquitos poliédricos de aproximadamente 0.33 mm de diámetro y existen unos quinientos millones. Esto significa una superficie total de alrededor de 100 m² (¡un campo de tenis!) para los intercambios gaseosos, de un volumen que al final es de unos pocos litros (aproximadamente cuatro). En otras palabras, cuando está sano, el pulmón permite asimilar con facilidad el oxígeno que se inhala. Esta es también la razón por la que los fumadores tienen una oxigenación mucho más baja, ya que sus alveolos están recubiertos de alquitrán. Otro ejemplo: en un ahogamiento, los alveolos se llenan de agua, y no de aire, y los intercambios gaseosos no se efectúan, lo que provoca la muerte si no se evacúa el agua.

Junto con el corazón, el pulmón es el único órgano de la circulación sanguínea menor. Llamamos «circulación menor» a aquella por la que la sangre obtiene el oxígeno y elimina el CO_2, y recibe este nombre porque sigue una trayectoria breve, del corazón al pulmón y del pulmón al corazón. Por otra parte, lo que llamamos «circulación mayor» es un circuito más largo que permite que el resto de los tejidos del cuerpo también se carguen de oxígeno y descarguen CO_2.

La sangre cargada de CO_2 que sale de la circulación mayor es transportada del lado derecho del corazón a los pulmones por la arteria pulmonar. Allí, la sangre libera el CO_2 en los alveolos y recupera el oxígeno. ¿Por qué? Porque la presión parcial del oxígeno en el alveolo es muy superior a la de la hemoglobina, la proteína que transporta oxígeno y CO_2, mientras que la presión de CO_2 en la hemoglobina es superior a la presión alveolar. Expresado en términos sencillos, hay mucho más oxígeno en los alveolos que en la hemoglobina y mucho más CO_2 en la hemoglobina que en los alvéolos. El CO_2 se dirigirá hacia el alvéolo, mientras que el oxígeno se dirigirá hacia la hemoglobina. Este fenómeno también es favorecido por una propiedad de la hemoglobina: el efecto Haldane (Tyuma, 1984). Esta propiedad está relacionada con el hecho de que la hemoglobina tiene una mayor afinidad con el oxígeno que con el CO_2. Por lo tanto, como en los alvéolos la concentración de oxígeno es alta, la hemoglobina preferirá unirse al oxígeno, liberando así el CO_2. En ese momento, la sangre cargada de oxígeno será expulsada por las venas pulmonares hacia el lado izquierdo del corazón, cuyos latidos la expulsarán hacia la circulación mayor.

Contrariamente a lo que podría pensarse, no se utiliza todo el pulmón para los intercambios de aire. Por lo tanto, la hiperventilación no puede sobrecargar el pulmón de aire. Existen diferentes volúmenes en el pulmón: movilizables y residuales (Wanger et al., 2005). Solo los volúmenes movilizables están implicados en los intercambios gaseosos y, por lo tanto, en la respiración. De hecho, una parte del aire contenido en el pulmón contribuye a mantener el volumen pulmonar. El volumen movilizable recibe el nombre de «volumen corriente» o «tidal»: apenas alcanza los 0.5 l y es el volumen que utilizamos cuando la respiración es tranquila. Si tomamos un espirómetro y comprobamos a qué corresponde una inhalación de 0.5 l, descubriremos que no es gran cosa. El segundo es el volumen de la reserva inhalatoria, mucho más importante porque alcanza los 2.5l, básicamente la máxima cantidad de aire que podemos inhalar forzando la respiración. El tercero es el volumen de reserva exhalatoria, que asciende hasta los 2l y se moviliza en la exhalación forzada. La suma de estos tres volúmenes es la capacidad vital, de unos 5l.

Por último, está el volumen residual, que no cambia nunca y permite conservar los alveolos abiertos al mantener una presión positiva en el interior de estos; aproximadamente, es de 1.2l. Sumado al volumen de reserva exhalatoria, obtenemos la capacidad residual funcional. Esta capacidad puede aumentar muy ligeramente con el ejercicio físico. No obstante, disminuye en gran medida con la edad, pues está más vinculada a la elasticidad de los tejidos que al sistema ventilatorio. Al envejecer, los tejidos se vuelven menos elásticos y el volumen utilizable disminuye. Por su parte, la capacidad de renovar el aire y, por lo tanto, de buscar sistemáticamente el volumen de aire de reserva inhalatoria dependerá de los músculos respiratorios. Y el entrenamiento puede mejorar esto en gran medida.

En cuanto el oxígeno pasa a la sangre, las arterias y arteriolas lo dirigen a los tejidos. Es impulsado por el corazón, el último órgano de la respiración. Contrariamente al pulmón, el corazón es un músculo. Este músculo es hueco para poder bombear la sangre y, como todo músculo, tiene propiedades contráctiles: el efecto de bombeo se produce mediante esta contracción, globalmente regulada por el sistema nervioso autónomo; por lo tanto, puede acelerarse o ralentizarse. Esta regulación responde al pH, que depende directamente de la tasa de CO_2 en la sangre y de la concentración de oxígeno. Esto explica por qué es posible influir en el ritmo cardiaco por medio de la respiración. La función del corazón es propulsar la sangre. Al hacerlo, la sangre crea una resistencia frente a las arterias y, por lo tanto, da lugar a una forma de presión, la presión arterial. A su vez, esta presión tendrá un efecto en la frecuencia cardiaca. Por último, el corazón también está regulado por ciertas hormonas.

Así pues, a través de la sangre, el corazón propulsa el oxígeno hacia los tejidos y el CO_2 de los tejidos hacia los pulmones. Este transporte gaseoso es posible gracias a una proteína: la hemoglobina. Esta proteína está compuesta por cuatro subunidades, cada una de las cuales se une a un ion de hierro. En presencia de oxígeno, esta unión confiere un color rojo a la hemoglobina, y la sangre arterial es de un color rojo vivo. Cuando hay menos oxígeno, la sangre de las venas adquiere un tono más oscuro. El color de la sangre arterial permite medir la saturación de oxígeno en sangre gracias a los rayos infrarrojos. Esta medición ofrece el porcentaje de hemoglobina arterial cargada de oxígeno en relación con la hemoglobina arterial total. Su tasa normal oscila entre el 95 y el 99 %. Los oxímetros hacen esta medición de forma sencilla y no invasiva.

LA RESPIRACIÓN, UN FENÓMENO CELULAR

Cuando la sangre llega a los tejidos a través del sistema vascular, la diferencia de presión de CO_2 provoca que el oxígeno se separe de la hemoglobina para difundirse en los tejidos: es el efecto Bohr, lo contrario al efecto Haldane. La hemoglobina, sometida a una presión parcial de CO_2 más elevada (conocida como «capnia») y a un pH más ácido, cambia su conformación espacial, lo que reduce su afinidad por el oxígeno. El oxígeno se desplaza así a los tejidos, donde se disuelve en el líquido intersticial que baña las células. Allí, por difusión o, a veces, por transporte activo, las células lo toman y lo utilizan para la respiración celular. Apenas estamos empezando a tomar conciencia de la importancia de este fenómeno para la buena oxigenación de los tejidos (Malte *et al.*, 2021). Regresaremos a este aspecto, esencial para una buena respiración.

¿Por qué en los tejidos el pH es más ácido y la presión de CO_2 es más elevada? Porque los tejidos consumen la energía y utilizan el oxígeno, generando CO_2 y pequeños ácidos orgánicos. Este CO_2 proviene de la glucosa consumida por nuestras células, que a su vez proviene de nuestra alimentación o de los depósitos de grasa. Por lo tanto, ¡perdemos peso al respirar! Hay más CO_2 que oxígeno en las regiones tisulares. Este CO_2 lo capta la hemoglobina (hasta el 30%), se disuelve en la sangre (hasta el 60%) o se vincula a otras proteínas bajo la forma de iones bicarbonato. Por otra parte, estos iones bicarbonato permiten neutralizar el pH sanguíneo para mantenerlo en alrededor de 7.4. En los músculos, es un tanto diferente, porque una parte de este oxígeno lo asume la mioglobina, que lo almacena a la espera de usarlo. Sin embargo, el papel de la mioglobina aún no se comprende del todo. Esta proteína podría estar implicada en la capacidad de mantener la apnea.

Así es como, con cada respiración, cientos de mililitros de oxígeno alcanzan nuestros tejidos desde la atmósfera con el objetivo de que nuestras células funcionen. Sin embargo, hay que tener en cuenta que el organismo no asimila todo el oxígeno que contiene el aire, sino que, al exhalar, expulsamos aproximadamente el 17%.

Un hecho sorprendente es que el cuerpo posee algo más de cinco minutos de oxígeno de reserva antes de que su funcionamiento se vea en riesgo. Por lo tanto, no podemos más que constatar hasta qué punto todo un complejo aparato se ha ido poniendo en marcha a lo largo de la evolución para efectuar este proceso, del que depende todo lo demás y que también aporta ciertas garantías.

Aquí tienes un breve resumen del funcionamiento de la ventilación y la respiración. Podría pensarse que con saber esto es suficiente: tomamos el oxígeno para llevarlo a las células, que son alimentadas adecuadamente, y eliminamos el CO_2, y eso es todo. Sin embargo, el proceso es en realidad mucho más complejo y tiene múltiples aplicaciones prácticas. Cuando estudié esto, ¡estaba lejos de ser consciente de ello! Esto es lo que veremos en los próximos capítulos.

EJERCICIO
SENTIR EL DIAFRAGMA Y MOVILIZARLO

El diafragma es el músculo principal de la respiración. Seguir su movimiento y comprenderlo permite lograr una respiración más consciente. Además, observar el diafragma ayuda a identificar pequeños desequilibrios o leves limitaciones de movilidad, lo que da las primeras pistas del trabajo que hay que realizar para respirar mejor.

En este primer ejercicio, respira únicamente por la nariz siguiendo un ritmo que te resulte cómodo.

- Acuéstate de espaldas con las piernas estiradas y relájate.
- Coloca las manos justo debajo de las costillas y presiona ligeramente con los dedos a la altura del plexo solar, justo bajo el esternón.
- Al inhalar, siente cómo la masa del diafragma te empuja los dedos hacia fuera.
- Al exhalar, deja que tus dedos se vuelvan a hundir bajo las costillas.
- Empieza de nuevo siguiendo la línea de las costillas.

Una vez identificada toda la zona, coloca las manos estiradas en el plexo solar, una encima de la otra. Este ejercicio servirá para aumentar tu movilidad diafragmática.

- Al inhalar, ejerce cierta resistencia al movimiento del diafragma.
- Al exhalar, deja que tus manos se hundan un poco más.
- En la siguiente inhalación, ejerce resistencia contra el diafragma a la profundidad que hayas ganado en la anterior exhalación.
- En la siguiente exhalación, desciende un poco más.
- Sigue así hasta no poder bajar más sin forzarte.
- Luego, deja de oponer resistencia al movimiento del diafragma y permite que este te empuje las manos hacia la base.
- Puedes repetirlo dos o tres veces.

Este ejercicio es el punto de partida para tomar conciencia de la respiración y empezar a trabajar en ella.

LOS GRANDES SECRETOS
DE LA RESPIRACIÓN

Mi profesor de judo, practicante de la vieja escuela, nos muestra un contrataque. Mediante un sutil juego de equilibrio y desequilibrio, este experimentado practicante sitúa su centro de gravedad por debajo del de su compañero, lo que le permite derribarlo mediante un movimiento de pierna y cadera. Es un movimiento muy elegante, pero, sobre todo, es la primera vez que oigo un «kiai». Después de la demostración, él insiste en la importancia de controlar la respiración para optimizar el gesto. En efecto, para ser correctamente ejecutada, esta técnica exige una gran conexión entre el tronco y las piernas a fin de que la transmisión de la fuerza sea óptima y no se cree un punto de bloqueo, que dificultaría no solo la caída de nuestro compañero, sino, sobre todo, nuestro propio movimiento. El grito lanzado en ese momento es interesante porque crea transitoriamente una cohesión corporal muy fuerte que permite una buena articulación mecánica.

¡KIAI!

El kiai es un grito que suele lanzarse en las artes marciales japonesas y hace que los practicantes se concentren por completo. Por medio de esta exhalación, muy gutural, el cuerpo es uno, lo que permite una transferencia óptima de energía y, por lo tanto, un movimiento mucho más potente. Además, el aspecto liberador del grito permite concentrar la atención y estar plenamente presente en la acción. Encontramos esta técnica en las escuelas de espada japonesa, el karate, el *jiu-jitsu* y, en ocasiones, el judo. Una disciplina japonesa, el kototama, en el marco del aiki kiai, se consagra por entero a la práctica del kiai. Una de las pruebas, muy divertida, consiste en hacer vibrar las cuerdas de una guitarra profiriendo el grito a cierta distancia. En este caso, el objetivo es trabajar la concentración y la canalización de la intención por medio del grito. Este tipo de exhalación está muy presente en las artes marciales y los deportes de contacto. En menor medida, encontramos este tipo de fortalecimiento en deportes como el tenis, por ejemplo, en el que, al gritar a la vez que se golpea la pelota, el cuerpo se refuerza y se hace presente.

EL TRABAJO CONSCIENTE DE LA RESPIRACIÓN EN LAS ARTES MARCIALES

Este trabajo es sobre la respiración que se vuelve forzada. Vladímir Vasíliev, cofundador de *systema*, un arte marcial ruso del que hablaremos más adelante, explica que la exhalación elimina las tensiones del cuerpo y fortalece el espíritu. La idea es esta: el grito permite participar plenamente en la acción sin dejar que la mente reflexione y actúe como un freno para el cuerpo.

Por lo tanto, desde hace mucho, el kiai se utiliza con este objetivo. Sin embargo, en la actualidad, esta forma de actuar resulta simplista y no necesariamente óptima. De hecho, ciertas escuelas de artes marciales no la practican, e incluso recomiendan no exhalar al hacer un esfuerzo. No obstante, en aquella época, para mí era algo que salía de lo común. En aquel momento, la respiración no me parecía más que un proceso fisiológico automático y solo era consciente de ella cuando estaba a punto de perder el aliento mientras practicaba un deporte y empezaba a respirar por la boca (grave error). Como mucho, si estaba estresado, inhalaba hondo por la nariz, pero no sentía una gran diferencia al hacerlo. Y, con razón, en aquel entonces mi cuerpo estaba en tal estado que esta inhalación no podía relajarme en absoluto, al contrario.

LA RESPIRACIÓN DURANTE EL ESFUERZO FÍSICO

En las artes marciales, se proporciona una forma de educar la respiración, aunque solo sea para resistir el esfuerzo físico. En judo, es muy evidente que el combate exige mucha energía y que manejar la respiración es esencial para no agotarse al cabo de unos pocos segundos. Sin embargo, incluso en los ejercicios coreográficos, como los katas en el karate, es importante controlar la respiración. Es más, ciertos movimientos están específicamente concebidos para trabajar este aspecto y algunos de ellos son bastante largos. Si la respiración no se controla, es difícil dominarlos. Por eso, la inhalación y la exhalación, a veces bajo la forma de kiai, constituyen parte del trabajo. De hecho, como regla general, las artes marciales japonesas se basan en el hara. Este punto, situado aproximadamente bajo el ombligo y de dos dedos de grosor, debe estar siempre firme y la conciencia ha de centrarse en él. Cuando se trabaja bien, permite una buena técnica respiratoria y, en consecuencia, una buena estructura general y la capacidad de lanzar un kiai poderoso.

Para quienes conocen el karate, el kata sanchin es una maravilla desde el punto de vista respiratorio. Más aún, en función de la manera de ejecutarlo y del nivel de conocimiento de la respiración, ¡surgen dos formas de concebir el karate! Aconsejo a quien le apasione esta disciplina que lea el excelente libro de Lionel Lebigot sobre este tema (2017). Sin embargo, para comprenderlo, era necesaria una manera de entender la respiración que yo no tenía en aquella época, pues, además de evitar que me ahogara durante el esfuerzo, la respiración no me decía nada en términos de mejora de la postura o la salud.

A lo mucho, en mi trayectoria en las artes marciales, en ciertos casos servía como truco o técnica para adquirir fortaleza. Por ejemplo, más tarde fui testigo de un uso sutil por parte de un practicante de *jiu-jitsu* brasileño que, jugando con el ritmo respiratorio, cambiaba la forma de su cuerpo y, por lo tanto, los apoyos que proporcionaba a un adversario que nos controlaba con su peso. Esta forma de actuar crea un desequilibro del que el adversario a veces no es consciente, lo que permite derribarlo más fácilmente, incluso con una técnica básica.

EVITAR LAS MICROAPNEAS

En las artes marciales y los deportes de contacto, así como en el deporte en general, la respiración debe responder a dos problemas principales. El primero y más evidente es evitar las microapneas, que agotan el cuerpo. Este fenómeno está relacionado con la mala conexión entre movimiento y respiración cuando no la trabajamos. En una situación de estrés, algo que ocurre en el caso de un combate (deportivo o no), el movimiento siempre se impondrá a la respiración. Así, si la respiración obstaculiza el movimiento, el practicante se limitará a suprimirla hasta concluirlo. El inconveniente es que estas interrupciones incontroladas tienen muchos efectos negativos: estresan el sistema nervioso, lo que lleva a la persona a un estado de pánico y obliga al cuerpo a utilizar mucha más energía, e impiden que el diafragma mantenga un movimiento regular, lo que resulta agotador porque se mantiene contraído y enseguida se produce una sensación de ahogo. Por lo tanto, para evitar este extremo, se entrena a los practicantes de deportes de contacto y de artes marciales a respirar constantemente, aun cuando los movimientos y los golpes son rápidos. Así, oirás a un boxeador soplar en cada uno de sus golpes durante una serie. No es un *modus operandi* óptimo, pero permite estructurar la respiración y no entrar nunca en apnea. Para experimentarlo, me gusta hacer un pequeño ejercicio. Si lees este libro mientras estás sentado, incorpórate, siéntate otra vez y vuelve a empezar. Es probable que tu corazón acelere sus latidos. Me dirás que se debe al esfuerzo realizado. Es posible, aunque no parece que levantarse de la silla suponga un gran esfuerzo. Espera a que tu corazón recupere su ritmo normal. Ahora, respira de forma continua y asegúrate de que, al levantarte, tu respiración sea constante. Y lo mismo al tomar asiento. Y de nuevo al repetir el movimiento. ¿Cómo es ahora tu ritmo cardiaco? Comprobarás que es mucho más bajo...

El segundo problema, más sutil, está relacionado con la mecánica del movimiento. Este se da más bien en las artes marciales en las que se presta atención a los detalles. Cuando la respiración no ocupa el centro del movimiento, puede entrar en contradicción con ciertos gestos. Así, exhalar durante un puñetazo, como se ve en el karate cuando el practicante grita mientras golpea, evita que la respiración rompa una cadena de fuerza entre el pie y el puño. Por lo tanto, se educará al practicante en el uso de las fases respiratorias para ciertos movimientos, y no para otros, a fin de optimizar el uso del cuerpo. Se puede hacer algo muy sencillo para experimentarlo. Ponte de puntillas y respira lo más hondo posible. Tendrás que recuperar constantemente el equilibrio. Cuando desees que esto cese por un instante, exhala con fuerza, como si soplaras una vela: tu movimiento de balanceo disminuirá en gran medida.

Este ejercicio de respiración es interesante, pues permite que el practicante tome conciencia de que esta tiene una verdadera influencia sobre el movimiento. Por lo tanto, tenderá a prestar atención a la forma de respirar en la vida cotidiana, ¡y con eso ya ganamos mucho! Sin embargo, es habitual que ahí acabe la cosa. Tal y como yo hacía en aquella época (después de casi veinte años de práctica).

Las prácticas tradicionales también recurren a la respiración, en la mayor parte de las ocasiones de forma empírica. Por ejemplo, el yoga, el taichí chuan, el chi kung, la meditación y la sofrología: todas estas disciplinas incluyen un componente respiratorio. Lo sorprendente es que a menudo surgen contradicciones en su enfoque. No obstante, la literatura científica reconoce que todas ellas repercuten sobre el estrés, la ansiedad y la salud general. Entonces, ¿por qué prácticas a veces opuestas logran el mismo resultado? En un análisis publicado en 2018 (Gerritsen y Band), los investigadores plantean que el mero hecho de prestar atención a la respiración permite obtener estos efectos. Así es como explican que todas estas disciplinas alcancen el mismo objetivo a pesar de tener lógicas internas diferentes. ¿Por qué? Porque, independientemente del método, ralentizar la respiración favorece la relajación del sistema nervioso vegetativo por medio de la estimulación del nervio vago, lo que tiene un efecto desestresante global. No obstante, esto no quiere decir que las diferentes prácticas tengan efectos a largo plazo más allá de la reducción del estrés.

De hecho, los estudios citados generalmente se realizan en un grupo de principiantes, por lo que solo se pueden observar las repercusiones a corto plazo, ya que duran solo unas pocas semanas o meses. En tan poco tiempo, solo se enseñan técnicas básicas, lo que no permite apreciar un cambio sustancial. No obstante, basta con que estas personas atiendan a su respiración para ver los efectos sobre el estrés y el bienestar en general. Por consiguiente, aunque, en el plano elemental, ninguno de los estudios muestra grandes diferencias en el resultado obtenido por las diferentes prácticas, aunque sean opuestas, ¡se observan efectos muy positivos! Así pues, es interesante observar que, por medio de estos ejercicios accesibles a todo el mundo, estas disciplinas actúan sobre la salud y el bienestar de los practicantes a través de la respiración.

A un alto nivel, la situación es diferente, como veremos más adelante. Sin embargo, este nivel no lo encontramos en todas partes, ni mucho menos.

RESPIRAMOS UN 20 O UN 30% MÁS LENTAMENTE CUANDO OBSERVAMOS LA RESPIRACIÓN

Intentemos comprender lo que aporta focalizarse en la propia respiración. Al concentrarnos en ella, es inevitable que la ralenticemos ligeramente. Cuando observamos nuestra respiración, se considera que, en líneas generales, respiramos un 20 o un 30% más despacio que cuando lo hacemos de forma inconsciente. El primer efecto consiste en indicar a nuestro cerebro que entramos en estado de reposo. Hay que señalar que el sueño se caracteriza por una disminución de la frecuencia respiratoria. El segundo es el hecho de que prestar atención a la respiración ocupa la mente; es una forma de meditación simplificada que evita pensar demasiado, un problema que nos afecta a todos. Por último, concentrarse en la respiración permite optimizar el uso de los diferentes músculos respiratorios, ya que los movimientos inhalatorios y exhalatorios son más largos. Te ofreces una sesión de estiramiento interno muy valiosa. Si tienes en cuenta que estas sesiones duran alrededor de una hora, entenderás por qué las diferentes prácticas obtienen efectos positivos similares.

Las prácticas contemplativas bastan para darse cuenta de que la respiración es de utilidad. Sin embargo, esto no es más que una pequeña parte de todo lo que la respiración puede lograr. Para tener más efectos, habrá que llevar a cabo una práctica más específica y seguir una determinada técnica durante un tiempo considerable. Los efectos realmente transformadores se percibirán con un trabajo serio y duradero. En mi caso, esto me llevó tiempo y el primer paso que di fue descubrir *systema*, el arte marcial ruso de la respiración.

EJERCICIO
RELAJARSE A TRAVÉS DE LA RESPIRACIÓN

Un ejercicio muy básico, accesible a todos, consiste en relajarse por medio de la respiración. Es un clásico en diversas disciplinas corporales y en ciertas artes marciales.

- Acuéstate bocarriba con las piernas y los brazos extendidos a lo largo del cuerpo e inhala por la nariz y exhala por la boca.
- En la inhalación, que durará unos tres segundos, contrae el cuerpo.
- En la exhalación, que durará alrededor de seis o siete segundos, relaja todo el cuerpo y procura hacerlo lo más pesado posible.
- En cada nuevo ciclo, concéntrate en las partes de tu cuerpo que se relajan menos.

Realiza este ejercicio durante diez minutos. De vez en cuando, haz una pausa y procura que tu cuerpo se vuelva cada vez más pesado y tenga el máximo contacto posible con el suelo.

Practica este ejercicio por la noche antes de dormir o al volver del trabajo para eliminar el estrés de la jornada.

EN REALIDAD, NO SÉ RESPIRAR

En primer lugar, hablemos de artes marciales. Son mi pasión desde hace mucho tiempo, las practico desde que tenía seis años y continúo hoy en día. Siempre me ha atraído el movimiento corporal y el comportamiento humano, y las artes marciales eran perfectas para explorar este tema. Me interesé por numerosas disciplinas con el objetivo de descubrir diversas metodologías de trabajo y comprenderlas. En las artes marciales, resulta perturbador comprobar que el estilo practicado acaba por marcar a una persona hasta el punto de modificar su carácter. No se trata solo de confianza en uno mismo, sino de la forma de afrontar los problemas. Ciertas disciplinas apuestan por aumentar la agresividad de las personas. Otras ponen el acento en una mente y un cuerpo estables y capaces de soportar una presión enorme. Otras modificarán a la persona para mejorar su adaptabilidad y que no se apegue a nada, a la espera de la oportunidad para usar su energía. Esta manera de enseñar, valiéndose del cuerpo, se refleja en gran medida en el comportamiento, tanto para lo bueno como para lo malo.

Un ejemplo muy destacado es el método de una escuela de silat, un arte marcial indonesio extremadamente letal. En la escuela que me mostraron, la primera fase del aprendizaje estaba diseñada para volver muy agresivo al practicante. El objetivo era conseguir en muy poco tiempo combatientes para enviarlos a la guerra. Durante esta fase, buena parte del entrenamiento se realiza con el pecho inclinado hacia delante, lo que, por cierto, hace que la respiración se sitúe en el nivel torácico. Como resultado, al cabo de algunas semanas, el practicante se vuelve muy agresivo. La segunda fase consiste en corregir al practicante con la finalidad de calmarlo...

Como he dicho antes, en las artes marciales que he practicado no se tenía muy en cuenta la respiración, pero sí mucho más que en el caso del ciudadano promedio. En realidad, todas las disciplinas que ponen el acento en la adaptación cuentan con una práctica respiratoria un tanto compleja. Las que buscan la estabilidad también disponen de una, pero en líneas generales es más sencilla. Por el contrario, aquellas que privilegian la agresividad le dan poca importancia o ninguna. En mi caso, pensaba que respiraba de forma bastante correcta inhalando por la nariz, exhalando por la boca e inflando el vientre...

EL DESCUBRIMIENTO DE *SYSTEMA*

Y un día descubrí *systema*. Se trata de un arte marcial ruso fundado por dos exmilitares del Ejército soviético, Vladímir Vasíliev y Mijaíl Ryabko. Esta disciplina tiene una particularidad: no se parece a ninguna otra, no es nada llamativa y a primera vista no presenta ningún signo reconocible, salvo la ausencia total de distinción en la gestualidad o el combate. De hecho, es el hazmerreír de casi todas las demás artes marciales y deportes de contacto. En aquella época, yo mismo me mostraba incrédulo al ver a los practicantes patalear o tirarse al suelo sin razón alguna mientras respiraban agitadamente después de un golpe o durante el esfuerzo. Sin embargo, me dije que, si tanta gente experimentada se entregaba a aquella disciplina, debía haber alguna razón. Así pues, invité a uno de los pocos instructores franceses de la época, Sinicha Jeftic, que me convenció al momento de explicarme la lógica de esta práctica. Esto fue hace doce años y desde entonces no he abandonado este arte marcial.

La idea del *systema* consiste en reconfigurar el cuerpo y, de este modo, la mente para adaptarse en cada momento a todo lo que venga. Se acerca al espíritu del judo, del aikido o del taichí chuan, pero llevado al extremo. El cuerpo debe estar constantemente receptivo y los pensamientos no deben detenerse en nada para evitar bloquear el cuerpo en la acción. Esta forma de proceder debe cambiar a la persona en profundidad. Según su fundador, Mijaíl Ryabko, el objetivo del *systema* es formar «seres humanos normales», no combatientes. El otro nombre de *systema* es *poznai sebia* y significa 'conócete a ti mismo'. Así, al contrario de lo que sucede en la mayoría de las artes marciales, la destrucción del otro no es, en absoluto, el objetivo de esta disciplina, sino la destrucción de aquello que creamos y nos bloquea a la hora de avanzar. En esta disciplina, el combate es el medio para alcanzar este fin, pero no es una finalidad en sí mismo.

Systema se basa en cuatro grandes pilares. Los enumero en sentido inverso: el movimiento, la relajación, la estructura y la respiración. Lo interesante es que estos cuatro pilares son necesarios desde un punto de vista físico, pero también mental. La respiración hace de puente entre ambos, por lo que es una práctica que cuenta con muchos ejercicios respiratorios. En esta disciplina, todo se apoya en la respiración. ¿En qué se diferencia entonces, por ejemplo, del yoga? La práctica respiratoria se aplica en situaciones de estrés. Todos los ejercicios se han concebido para mantener la respiración a pesar de llevar a cabo un gran esfuerzo físico o psicológico. Así, es difícil mentirse pensando que la respiración está controlada. Si se tiene tal impresión cuando no es el caso, la consecuencia es inmediata y, generalmente, bastante desagradable, incluso dolorosa... Y no estoy hablando de combate. Un simple masaje en *systema* puede convertirse en una verdadera tortura si la respiración no es la adecuada.

Sinicha acudió a mi club en 2009 para iniciarnos en la disciplina. En comparación con los expertos en artes marciales a los que yo invitaba con regularidad, había algo asombroso en él. Carecía de etiqueta por completo y su forma de comunicarse era refrescante y sencilla. Esta iniciación provocó el interés de treinta personas. Era la primera vez que la disciplina se presentaba en Toulouse y atrajo a practicantes de otras disciplinas, pero también a los interesados en prácticas diseñadas para el bienestar.

«CAMINA TRANQUILAMENTE INHALANDO AL DAR UN PASO Y EXHALANDO AL SIGUIENTE. SIGUE ASÍ HASTA INHALAR DURANTE DIEZ PASOS Y EXHALAR DURANTE OTROS DIEZ»

Este es el primer ejercicio de *systema* que practiqué. Sinicha empezó el curso con él, algo muy alejado de toda forma de arte marcial... Así explicado parecía fácil, pues se trataba de caminar con normalidad, al fin y al cabo, y eso yo lo sabía hacer, y luego inhalar por la nariz y exhalar por la boca. La única dificultad era mantener la inhalación y la exhalación durante los diez pasos y no hacer apnea al final. Y lo que fue aún más tranquilizador: Sinicha respiraba ruidosamente para que pudiéramos distinguir cada fase de inhalación y exhalación incluso a la cuenta de diez. Por lo tanto, este ejercicio no debería haber supuesto una gran dificultad.

En la práctica, fue un poco distinto. Del primer paso al cuarto era muy fácil, había confianza. Del cuarto al sexto, era incluso agradable, me dije que podría practicarlo al ir a cualquier sitio. En el séptimo paso, me sorprendió descubrir que aquello era incómodo. A partir del octavo paso, se volvía muy difícil. Y en el décimo resultaba demasiado complicado aguantar tres o cuatro respiraciones seguidas. Me sorprendió darme cuenta de esto (y me sentí un poco molesto). Pero había algo aún peor. Como he dicho antes, *systema* suele proponer ejercicios bajo estrés para garantizar que resulten eficaces sin lugar a duda. Por lo tanto, el instructor daba consignas, como empujar a la gente con la que nos cruzábamos o vigilar a quien teníamos a la espalda. En cuanto se sumaban estas instrucciones, aunque solo requerían mi atención, mi ritmo descendía a siete u ocho pasos y el ejercicio se volvía infernal. Cada cuatro o cinco ciclos respiratorios, me era necesario hacer una pausa con una respiración no controlada, normalmente por la boca. De hecho, tenía la sensación de ahogarme al respirar. Muy sorprendente. En estas pausas, descubría que todo el mundo tenía más o menos los mismos problemas que yo para hacer este ejercicio. Sin embargo, la mayoría de los participantes en esta primera fase practicaban artes marciales desde hacía tiempo.

Entonces, ¿qué es lo que resultaba tan difícil? Yo me limitaba a caminar y a respirar más despacio de lo acostumbrado. ¿Dónde estaba el problema? En pocas palabras: respiraba mal. Más o menos desde... siempre. Como consecuencia, en cuanto mi respiración se veía sometida a una fuente de estrés, se aceleraba y se volvía ingobernable. Por su parte, estos ejercicios están concebidos para evidenciar estos problemas. Resumiendo la lógica del método de *systema*: poner en marcha un movimiento técnico, en este caso la respiración, dejar que lo practiquemos hasta asimilarlo y, a continuación, introducir dificultades para obligarnos a realizar la técnica correctamente.

En retrospectiva, los resultados que tuve en este ejercicio eran previsibles. De hecho, mi mala respiración era obvia. Esto se apreciaba en mi postura, en la tensión de mis músculos y en mi forma de respirar, aleatoriamente por la boca o por la nariz en cuanto todo se aceleraba un poco. En efecto, más tarde me di cuenta de que, para quienes entienden de respiración, la razón de mi dificultad era más que evidente. Hoy en día, y con solo echar un vistazo, yo mismo puedo decir si una persona podrá realizar este ejercicio sin problemas.

Así pues, había que trabajar en esta cuestión. En aquel momento, no tenía muchas herramientas a mi disposición, excepto entrenar con este ejercicio y algunos otros que descubrí durante esta primera etapa, pero, especialmente, había un gran vacío teórico sobre por qué hacerlo y cómo. De hecho, es un proceso empírico que se transmite de una persona a otra y se basa en sensaciones. Por lo tanto, yo no conocía en realidad todos los pormenores del ejercicio ni los puntos importantes que convenía mejorar. Sin embargo, la práctica regular de este ejercicio permite trabajar varios aspectos muy beneficiosos. Pero en la fase en que me encontraba, con solo diez pasos de inhalación y diez pasos de exhalación, el problema principal que se empieza a resolver es de naturaleza mecánica.

¿Te parece extraño? Sin duda, resulta fácil respirar dando diez pasos durante al menos un ciclo respiratorio. Por lo tanto, desde el punto de vista mecánico, seguro que no supone un gran problema, ¿verdad?

Veamos. ¿Alguna vez has recibido un golpe en el plexo solar?, ¿o te has caído de espaldas? Si es así, lo más probable es que no fueras capaz de respirar. ¿Por qué? No por tus pulmones o por la falta de aire. Al contrario, porque estos golpes paralizaron tu diafragma debido al dolor: esto es lo que te impedía respirar. En efecto, si el diafragma no se mueve, el aire tiene dificultades para entrar. Recordemos que, al inhalar, el diafragma se contrae y desciende en el abdomen; así, crea una depresión que permite la entrada de aire en los pulmones. Al exhalar, se relaja y vuelve a su lugar; al hacerlo, crea una contrapresión en los pulmones, que se vacían parcialmente.

Comprobamos, así, que el movimiento del diafragma es fundamental. Más aún, cuanto más se contrae y más se proyecta hacia el abdomen, mayor es la depresión y más aire entra. Esto contribuye en gran medida a lo que llamamos «respiración profunda». Sin embargo, en aquella época yo tenía un problema serio. Mis lumbares estaban muy contraídas. Tenía muchas tensiones relacionadas con los músculos lisos intestinales, contraídos permanentemente debido a mi naturaleza ansiosa, y mi postura hacía que mis hombros se inclinaran hacia delante, oprimiéndome la caja torácica. Esto tenía una consecuencia: tanto el descenso como el ascenso de mi diafragma estaban limitados. Expresado en palabras sencillas, casi no tenía movilidad diafragmática: no me era posible alargar la respiración. O, más bien, solo podía hacerlo con enormes esfuerzos. Un esfuerzo excesivo para respirar así, de forma involuntaria, a lo largo de la jornada.

¡Y, sin embargo, respiraba con el vientre! ¿Cómo era posible? En realidad, creaba tensión en el abdomen para empujar la masa visceral hacia delante, contrario por completo a una buena respiración. Si quieres experimentarlo, aguanta la respiración al exhalar e infla tu vientre: así imitas la respiración abdominal. Si no notas ninguna diferencia cuando respiras por el vientre, ¡es probable que tengas el mismo problema que yo! Así, inhalar hondo solo me era posible si generaba una enorme tensión y, en consecuencia, exhalar también me resultaba más difícil. Era, pues, lógico que fuera incapaz de realizar el ejercicio de los pasos. Ante todo, tenía que mejorar ese punto para experimentar una respiración abdominal normal.

EL DESCUBRIMIENTO DE EJERCICIOS PARA MEJORAR LA RESPIRACIÓN

Por fortuna, en aquel momento descubrí otra herramienta para trabajar específicamente la movilidad del diafragma: el masaje del abdomen al estilo ruso. En líneas generales, cuando hablamos de masajes, pensamos en algo agradable, aunque el masaje propio de *systema* es justo lo contrario, al menos mientras el cuerpo presenta tensiones. En otras palabras, para el común de los mortales, se trata de algo desagradable. He visto llorar de dolor a la gente con este tipo de masaje. Sin embargo, visto desde fuera, como suele ocurrir con *systema*, no parece tan doloroso.

Este masaje consiste en comprimir el abdomen durante la inhalación, lo que relaja los músculos viscerales gracias a un efecto de contracción-relajación y, así, disminuye la resistencia al movimiento diafragmático. El masaje es muy eficaz, pero pueden darse reacciones vegetativas durante el masaje: bajada de tensión, náuseas, parestesia y, a veces, incluso expresiones emocionales no controladas, como llanto o risa, en función de la persona. Podría creerse que esto está relacionado con una presión excesiva, pero no tiene nada que ver, al menos cuando el masajista hace bien su trabajo, pues la misma presión sobre la persona una vez relajada no provoca reacción alguna. Como resultado, se experimenta una amplitud respiratoria totalmente transformada y muy liberadora. Es casi inmediata, pero no perdura si no se trabaja a fondo.

Combinado con el ejercicio de la marcha, ya tenía algo con lo que mejorar un poco. Al practicar el masaje y luego la marcha, podía mantener el ritmo de los diez pasos durante un tiempo, aunque me resultara difícil. Sin embargo, se añadía otro factor: mi baja tolerancia al dióxido de carbono, lo que me obligaba a respirar con mucha frecuencia. Volveremos a retomar esa idea; en aquella época, todavía no lo había relacionado con mis conocimientos sobre respiración.

TRABAJAR EL DIAFRAGMA

Dicho esto, con todo lo que ya sabemos de la respiración, estamos en condiciones de comprender por qué la práctica nos permite mejorar. Desde el punto de vista mecánico, el ejercicio tiene dos efectos principales. En primer lugar, al ser el diafragma un músculo, trabajarlo específicamente permite fortalecerlo, cosa que se logra alargando la respiración; así, actúa mejor contra las tensiones abdominales. En segundo lugar, tomar conciencia de las tensiones que impiden que el diafragma se mueva correctamente permite atenuar un buen número de ellas. El resultado es que, en el día a día, la frecuencia respiratoria disminuye y aumenta la amplitud, lo que produce efectos muy beneficiosos. La consecuencia visible de este ejercicio es que enseguida se alcanzan los diez pasos. Más adelante, el número de pasos se elevará hasta los veinte o veinticinco para aumentar el grado de dificultad, pero esta se verá incrementada por un problema fisiológico. Este fue, pues, el primer ejercicio que me llevó a una forma de respirar más adecuada.

Sin embargo, estamos lejos de lo que llamaré «respiración natural». Otros ejercicios me permitieron ser un poco más preciso en este sentido, pero durante un tiempo no hubo cambios notables en mi vida cotidiana. Sufría un dolor constante en las lumbares y en la espalda y no estaba precisamente más tranquilo que antes. No obstante, respirando así, noté cambios sutiles en la forma de moverme; en concreto, tenía menos tensiones en las extremidades.

Dicho esto, unos amigos kinesiterapeutas y yo identificamos algunas mejoras posibles. Al incorporar estiramientos específicos a esta forma de respirar, se obtenían buenos resultados y una postura mucho más relajada. Para ello, nos apoyamos en la teoría de la kinesiterapia de Mézières y Busquet, basada en las cadenas musculares. Desde el punto de vista fisiológico, este concepto no es del todo exacto; sin embargo, desde un punto de vista intelectual, resulta fascinante para visualizar el funcionamiento del cuerpo humano. Las cadenas musculares serían secuencias de músculos utilizados al mismo tiempo para hacer un movimiento dado. En función de los sistemas, estas cadenas pueden integrar otras estructuras anatómicas, como los huesos y los órganos. Sin embargo, la idea es la misma: un conjunto de estructuras anatómicas que trabajan en sinergia para efectuar un movimiento determinado. Así pues, distinguiremos cinco cadenas principales: una anterior, una posterior, dos cruzadas y una profunda o anterointerior, que también llamaremos «cadena respiratoria». A grandes rasgos, la cadena anterior permite hacer los movimientos de flexión en relación con un plano frontal y la cadena posterior permite hacer una extensión en relación con este mismo plano, las cadenas cruzadas permiten torsiones en el eje vertical del cuerpo y la cadena respiratoria permite la curvatura lumbar y el autoestiramiento.

Hemos conservado esta lógica en pro de simplificar las cosas y desarrollar una serie de ejercicios para reequilibrar la postura y favorecer el movimiento. Se trata de utilizar la respiración de forma permanente para que el trabajo de cada cadena esté vinculado al de la cadena respiratoria. Esto permite generar fuerza desde el centro del cuerpo y utilizarla con el objetivo de estirar las cadenas. El resultado es que el cuerpo se vuelve más flexible y más conectado y la postura se corrige poco a poco. La forma de moverse en la vida cotidiana también cambia y la respiración se convierte en el centro del movimiento. Así nació el método de armonización y optimización postural (HOP, por sus siglas en inglés), que los kinesiterapeutas llevan muchos años enseñando y utilizando en consulta para reeducar a los pacientes.

Este enfoque me ha permitido progresar en gran medida en mi manera de entender *systema*, aunque me faltaba un elemento esencial: trabajar el cuerpo era una etapa necesaria para desarrollar plenamente la respiración y aprovecharla. Esto se confirmó más tarde mediante enfoques más objetivos de estudios del movimiento con especialistas. Lo veremos en un próximo capítulo.

EJERCICIO
LA MARCHA RESPIRATORIA

La marcha respiratoria es uno de mis ejercicios rutinarios para trabajar la respiración. Es sencillo, útil y se puede practicar en numerosas ocasiones. Sin embargo, ¡sencillo no significa fácil necesariamente!

Este ejercicio debe hacerse al menos diez minutos si se quiere conseguir un auténtico entrenamiento. Para el mantenimiento, puedes ponerlo en práctica cada vez que salgas a caminar.

- Al inhalar por la nariz, da un paso.
- Mientras exhalas, siempre por la nariz, da otro paso.
- Luego, haz lo mismo dando dos pasos mientras inhalas.
- Exhala durante los dos pasos siguientes.
- Continúa así hasta dar al menos una decena de pasos durante la inhalación y una decena de pasos durante la exhalación.

Algunos aspectos a los que hay que prestar atención: para empezar, se trata de ajustar todos los pasos a la inhalación o a la exhalación. No se trata de hacerlo, por ejemplo, en seis pasos, cuatro durante la inhalación y los dos últimos en apnea.

En cuanto experimentes alguna dificultad, quédate en el número de pasos que te da problemas. Aprovecha para percibir las zonas del cuerpo que se tensan por este motivo. No dudes en hacer estiramientos, movilizar la zona o darte un masaje para relajarla. En cuanto tengas la sensación de que la progresión vuelve a resultarte cómoda, continúa aumentando los pasos.

Por último, y esto es importante: date un margen de tiempo para bajar un paso de inhalación y un paso de exhalación antes de finalizar el ejercicio. Terminar con la cifra más elevada de pasos que alcances puede dejarte tensiones musculares en el cuerpo.

Practicar este ejercicio te permitirá involucrar mucho más a tus músculos respiratorios. Al trabajarlos, se verán reforzados y aumentará tu movilidad diafragmática. Observarás una modificación de tu postura general.

EN BUSCA DE UNA RESPIRACIÓN LIBRE

No hablo ruso, pero lo que dijo Konstantín Komarov la primera vez que nos vio hacer un ejercicio respiratorio fue, en esencia, esto: «Respiran mal, no han entendido cómo respirar, hay que empezar desde el principio».

Era la primera vez que lo invitaba a Toulouse a un curso de *systema*. Nos encontramos quince minutos antes del inicio de la clase porque yo acababa de llegar del trabajo y su avión se había retrasado. Yo llevaba casi dos años trabajando mi respiración así. Basta decir que esta primera intervención me resultó molesta y el personaje no me cayó tan bien...

EL ENCUENTRO CON KONSTANTÍN KOMAROV

Konstantín es un antiguo coronel del Ejército ruso. Cuando trabaja e instruye, mantiene un estilo militar bastante rudo, que no favorece la interacción. Además, en aquella época, no hablaba más que ruso, dado que no confiaba mucho en su inglés. Pero eso no es todo: es doctor en Psicología, especializado en reacciones humanas en condiciones de estrés extremo; un doctorado que realizó estudiando a militares rusos durante su estancia en Siberia... En resumidas cuentas, tenía el rigor y la sutileza de un militar y la argumentación de un científico de alto nivel. En otras palabras, es difícil negociar con él cuando afirma algo relacionado con su especialidad.

Además, desgraciadamente para mí, él tenía toda la razón. En un pequeño ejercicio de sentadillas lentas, destruyó toda ilusión de los treinta practicantes presentes ese día (en teoría experimentados) respecto a su competencia en la materia.

LA DIFERENCIA ENTRE UNA RESPIRACIÓN FORZADA Y UNA RESPIRACIÓN LIBRE

En pocas palabras, lo hicimos todo mal. Con nuestro trabajo, creamos una forma de respirar que nos permitía superar las tensiones que afectaban al diafragma entrenándolo para que fuera mucho más fuerte. Actuamos según la máxima: «Si no logras algo con fuerza, fuerza aún más». Así es como llegué a contar una veintena de pasos en un ejercicio de marcha respiratoria. No obstante, había que abordar el problema al revés: asegurarse de que ninguna tensión retuviera el diafragma en la inhalación y la exhalación. En primer lugar, los grandes músculos parietales del abdomen —el recto mayor, el transverso, el cuadrado lumbar, los oblicuos y el psoas— deben estar relajados. Y, en segundo lugar, los músculos lisos de los órganos intraabdominales, controlados por el sistema nervioso autónomo y que se contraen en caso de estrés, también deben estar relajados.

Por si seguíamos sin estar seguros de que nuestra respiración fuera correcta, nos propuso otro ejercicio que aún practico con regularidad. Se trata de realizar, en un mismo ciclo respiratorio, una sentadilla, una flexión y un levantamiento del torso durante una inhalación; luego, una sentadilla, una flexión y un levantamiento del torso durante una exhalación, y repetirlo durante tantas respiraciones como sea posible. Si la respiración es buena, no supone gran esfuerzo completar diez ciclos respiratorios. Si la respiración es buena, pero la postura no es la correcta, no es factible alcanzar más que cinco ciclos.

Para la mayoría de la gente, dos respiraciones seguidas ya suponen un esfuerzo considerable. Este ejercicio demuestra todos los defectos de nuestra respiración y las tensiones en las diferentes regiones del cuerpo. La enorme paradoja es que, para la mayoría de las personas, resulta más sencillo ejecutar esta secuencia en apnea que respirando...

UNA RESPIRACIÓN EN EL CENTRO DEL MOVIMIENTO, Y NO EN PARALELO

Entonces, ¿cómo propone Konstantín corregir la respiración? Con una estrategia simple: moverse. Moverse mucho. Por ejemplo, en una sentadilla de unos treinta segundos, la idea es reposicionar sistemáticamente el cuerpo para que la respiración no sufra ninguna alteración. Esto obliga a prestar mucha atención al cuerpo para recuperar la movilidad en una situación de estrés físico. Hacer una sentadilla, una flexión y un levantamiento de torso en un minuto es bastante estresante para el cuerpo. El conjunto de ejercicios que proponía tenía como objetivo cambiar a profundidad el modo en que usamos el cuerpo para que la respiración se sitúe en el centro del movimiento, y no en paralelo o como variable de ajuste.

Pero aún hay más. Es necesario tomar conciencia de la forma en que inhalamos y exhalamos en cada fase del proceso de la respiración. Para comprenderlo, repasemos un poco la teoría.

Volvamos al descenso del diafragma. Si respiramos correctamente y el abdomen está relajado, el diafragma presiona la masa visceral abdominal. Como esta masa está bloqueada en la parte inferior por el suelo pélvico, se distribuye 360° contra las paredes del abdomen. Si efectuamos bien el trabajo de relajación de los músculos parietales, sentiremos que el vientre se infla un poco al inhalar, pero también que los costados y la región lumbar ganan volumen. Esta es la diferencia con la respiración abdominal, en la que la parte anterior de la pared abdominal está relajada, lo que permite la proyección de la masa visceral hacia delante, mientras que los lados y la parte posterior permanecen ligeramente contraídos.

A continuación, cuando el diafragma está contraído durante la fase de inhalación, si no queremos que sufra una tensión excesiva, conviene hacer intervenir a los músculos inhalatorios accesorios. Contraer los músculos serratos mayores y de los intercostales externos empujará las costillas hacia arriba y hacia fuera, abriendo la caja torácica y acentuando la depresión interior. Por último, la tercera zona tiene que ver con los músculos del cuello, en particular el esternocleidomastoideo y los escalenos, que al contraerse tiran de las primeras costillas y las clavículas para movilizar los ápices pulmonares. Para concluir, durante todo este movimiento, los músculos erectores del raquis se tensan para crear un ligero autoestiramiento de la columna. La respiración natural permite que estos tres tipos de movimiento se produzcan sin problemas durante la inhalación de manera fluida y continua.

La mayoría de la gente piensa que, durante la exhalación, todo esto sucede en sentido inverso, pero no es así. De hecho, es el diafragma el que se relaja en primer lugar y, por lo tanto, disminuye la presión del abdomen, que recupera su lugar. El abdomen se desinflama, desplazando una parte de su volumen hacia arriba. A continuación, la caja torácica se hunde debido a la distensión de los músculos respiratorios, y las costillas y las clavículas recuperan su posición inicial.

Así es como funciona la respiración natural. Si volvemos al concepto de la cadena respiratoria, nos damos cuenta de un problema mayor. Si el diafragma no desciende como debería, no es posible involucrar total y correctamente a los otros músculos. Por consiguiente, todo el trabajo desarrollado se ve obstaculizado por la debilidad del centro del movimiento. Haber pasado esto por alto resultó deprimente, pero también estimulante, ya que incluso así se conseguían efectos evidentes sobre la postura.

TÉCNICAS PARA TRABAJAR LA RESPIRACIÓN NATURAL

Para trabajar la respiración natural, el ejercicio más simple consiste en pedir a otra persona que ponga las manos en las zonas que deben moverse sucesivamente. Se empieza con las manos sobre el abdomen, los costados y la región lumbar. La persona que trabaja debe hacer que las manos se deslicen cada vez que inhala. Cuando lo haya logrado, la otra persona coloca una mano en las costillas y la otra en una región abdominal. Una vez más, el practicante debe conseguir deslizar primero una mano y luego la otra. Por último, la mano del abdomen pasa a la clavícula. Al observar que el abdomen se infla, la mano sobre las costillas ha de desplazarse hacia atrás y, luego, la mano sobre la clavícula debe balancearse hacia atrás. Al principio, el paso de una fase a otra es brusco, pero con el tiempo el movimiento respiratorio será más fluido y habrá menos tensión. Al final del capítulo, veremos una versión para practicar individualmente.

El resultado de este ejercicio redundará en una mayor libertad de la respiración, y esto se manifestará en una frecuencia respiratoria más lenta. Como el diafragma encuentra menos resistencia, desciende hacia el abdomen durante más tiempo antes de tener que hacer un esfuerzo para relajarse y recuperar su lugar. Como consecuencia, su ciclo contracción-relajación es más largo y la respiración se ralentiza. Así es también como se empieza a revelar una forma de rebote respiratorio. Este rebote es un momento de pausa entre la inhalación y la exhalación, así como entre la exhalación y la inhalación. Esta pausa está vinculada a la elasticidad del diafragma, que se ralentiza al final de la contracción y la relajación. Da la impresión de que la respiración se vuelve cada vez más débil hasta que desaparece y vuelve a comenzar. Y todo ello sin esfuerzo. Este rebote es de importancia vital para la buena realización de la mayor parte de los patrones respiratorios, pues opera sobre el sistema nervioso a fin de evitar el estrés.

Por último, la respiración natural se refleja en gran medida en la postura. Al movilizar constantemente el torso, la respiración relaja y estira los músculos lumbares y los viscerales, dando al cuerpo una estructura *de dentro afuera*. Esto influirá en la ubicación del centro de gravedad, que, al reposicionarse, involucra menos músculos de las piernas. En consecuencia, las piernas se volverán más flexibles y resistentes. ¿Cómo tomar conciencia de ello? Volvamos al masaje ruso...

El masaje de diafragma, aunque bastante desagradable por mi estado de tensión, seguía siendo soportable, en especial con la práctica. Sin embargo, se volvió más problemático cuando Konstantín nos enseñó el masaje de piernas. Evidentemente, de masaje solo tenía el nombre, ya que consistía en ponerse de pie sobre las piernas del compañero dejando todo el peso sobre sus músculos. Era muy doloroso. No desagradable. Doloroso. La mayoría de la gente intentaba retirar las piernas por acto reflejo, lo que complicaba la tarea del masajista. En aquel momento, Konstantín nos enseñó técnicas respiratorias para soportar este dolor, pero era evidente que la clave no estaba ahí. Por dos razones: la primera es que, si el cuerpo respira mal, estas técnicas respiratorias solo conseguirán remover el aire. En segundo lugar, incluso al respirar así, el dolor seguirá estando muy presente, aunque se soporte mejor.

Al acabar la clase, le pregunté si podía practicarlo con él. Yo peso veinte kilos más, cosa que para él no suponía ningún problema. Me puse de pie sobre sus piernas, descargando en ellas todo mi peso. La sensación era muy extraña porque, efectivamente, sus músculos no oponían ninguna resistencia. No había tensión en sus piernas ni contracción refleja para proteger la zona. Tampoco en las pantorrillas ni en la fascia lata, algo muy impresionante. Por desgracia, en aquella época yo no tenía idea de cómo alcanzar ese resultado. En realidad, ni siquiera el propio Konstantín me explicó cómo conseguirlo. En su opinión, tenía relación con el miedo que se acumula en la región de las piernas. Esta explicación dista mucho de ser ridícula, pero es necesaria una visión más global de su trabajo para comprender su sentido, cosa de la que yo carecía.

Esta situación me fastidiaba bastante, ya que era evidente que suponía un gran problema para seguir progresando en *systema*. A pesar de mi intensivo trabajo, no lograba solucionarlo. Otro de mis instructores, Arend Dubbleboer, me dijo muchas veces que yo me movía bien, pero que tenía que resolver el problema de la tensión acumulada en las piernas. Me sugirió que me concentrara en la respiración y que me masajeara las piernas (con el masaje ruso, por supuesto), unas indicaciones que tampoco fueron muy precisas para resolver el problema. Y lo peor era que, aparte del dolor suscitado por el masaje de piernas, no disponía de ningún indicador para saber si mis piernas soportaban una tensión excesiva al moverme, ya que estaba acostumbrado a convivir con ella.

Sin embargo, la solución estaba ahí. Al mejorar mi técnica respiratoria, hice retroceder mi centro de gravedad, que se reubicó en la pelvis. Como resultado, los músculos de mis piernas trabajan mucho mejor. ¿Por qué mejor? Porque la tensión muscular necesaria para hacer un movimiento o mantener una posición depende de muchos factores; uno de los principales es la longitud del músculo y, por lo tanto, la posición de las extremidades. Si la posición de la pelvis es correcta, los músculos antigravitatorios de las piernas, cuyo trabajo consiste en mantenernos de pie, están en su posición óptima, la prevista por la naturaleza, y, por lo tanto, son capaces de hacer el esfuerzo exigido con el mayor rendimiento (y durante mucho tiempo), sin más tensión que la estrictamente necesaria: aquella para la que están programados y para la que su fisiología está adaptada. Por la misma razón, esto alivia los músculos antigravitatorios del tronco, ¡que no son otros que los músculos erectores del raquis!

Masajeándome regularmente las piernas, logré distender tensiones que llevaban mucho tiempo acumuladas, pero que ya no se manifestaban gracias a un mejor uso de los músculos de las piernas en mi vida cotidiana. Como resultado, en el presente no siento dolor alguno con este tipo de masaje, ni siquiera con alguien mucho más pesado que yo sobre los muslos. Esto también ha repercutido en mi pelvis, que ahora tiene mucha más movilidad, lo que me permite pasar muchos minutos en cuclillas con los pies planos, algo que antes me resultaba imposible y que atribuía a la falta de flexibilidad. Otro efecto del cambio es que mi espalda está más relajada. Por último, ya no me asusta caerme al suelo; ahora, las caídas en un suelo duro son bastante agradables.

Para comprobarlo, volvamos al primer ejercicio que nos enseñó Konstantín cuando lo conocí: las sentadillas lentas. Se trata de bajar en sentadilla, sin sacudidas, en un minuto y recuperar la posición erguida en otro minuto. Cuando lo hacíamos nosotros, forzábamos al máximo las piernas y respirábamos con pesadez para soportar el esfuerzo. Cuando Konstantín lo hacía, su respiración era regular y lenta, y movía constantemente la pelvis a medida que descendía. Ahora entiendo por qué actuaba así. Cuando las piernas están relajadas, se sienten los músculos que mantienen la posición en cada momento. Para que permanezcan activados y no compensar con otros músculos que aliviarían el esfuerzo, pero obstaculizarían el movimiento, hay que mantener siempre el centro de gravedad en el mismo lugar: donde la respiración lo suele ubicar. En consecuencia, hay que mover la pelvis para mantener la posición mientras cambia el ángulo de las piernas en relación con esta. Una respiración constante también permite mantener en el tronco el tono necesario para controlar la posición del centro de gravedad. Así, la sentadilla no supone un verdadero esfuerzo y el ejercicio no es del todo desagradable. El mismo tipo de ejercicio se realiza en posición de flexión. La idea es la misma, salvo que se trabaja la conexión entre el torso y los brazos en lugar de las piernas.

LA RESPIRACIÓN EN EL CUIDADO DE LAS LUMBALGIAS INESPECÍFICAS CRÓNICAS

Las repercusiones de esta respiración empezaban a tener sentido. Al incorporar esta nueva forma de entender la respiración al trabajo postural, me encontré con una estructura corporal mucho más interesante y con mayor capacidad de movimiento. Justo en aquel momento, mi futura esposa acababa sus estudios de Medicina y tenía que elegir un tema para su tesis. Al hablarlo, pensamos que sería interesante investigar sobre las relaciones entre respiración y lumbalgia crónica. La lumbalgia crónica es un gran problema de salud pública y su tratamiento está muy mal enfocado. Además, al ser también diplomada en Osteopatía y Posturología, le pareció que trabajar la respiración específicamente contribuiría a resolver buena parte de las causas del problema. Por lo tanto, gracias a nuestro conocimiento del trabajo respiratorio que se efectúa en *systema*, le pareció una vía interesante por explorar en beneficio de las personas que sufrían este problema. Este fue el tema de su tesis, en la que propuso un protocolo respiratorio que fue validado por el tribunal. Le cedo la palabra para explicar por qué la respiración es útil en esta enfermedad.

Las lumbalgias crónicas comunes, definidas por un dolor constante en la parte inferior de la espalda y en las nalgas durante más de tres meses seguidos sin una lesión anatómica asociada, constituyen un gran problema de salud pública en Francia y en todo el mundo, principalmente en los países desarrollados. En 2010, afectaron a casi el 10 % de la población y tuvieron como consecuencia absentismo laboral y un preocupante consumo de analgésicos. Se trata de un problema complejo, porque, cuando el dolor se prolonga durante demasiado tiempo, muchos parámetros fisiológicos se muestran disfuncionales y participan del círculo vicioso del dolor. Por lo tanto, resulta imposible que una especialidad, una terapia o un médico aborden todos los frentes al mismo tiempo. Los tratamientos propuestos son parcialmente eficaces al principio, pero, como sigue existiendo un círculo vicioso, el dolor acaba volviendo. Para ilustrarlo brevemente, sabemos que los pacientes afectados por esta enfermedad tienen problemas musculares en la espalda, los músculos abdominales, la pelvis, el diafragma y los músculos respiratorios, así como anomalías neurológicas locales en articulaciones, músculos y tendones, pero también en el cerebro, la piel, la médula espinal... La propiocepción de la mitad inferior del cuerpo sufre alteraciones. A ello se añaden problemas de estabilidad, articulaciones, ligamentos, etcétera. ¡Incluso la vista se ve afectada!

Por lo tanto, la rehabilitación de estos pacientes es compleja y debe abordar muchos factores simultáneamente para que sea eficaz. En Francia, se basa en la kinesiterapia, que alivia una parte de los dolores musculares, articulares y ligamentosos. Permite reforzar ciertos músculos con deficiencias, pero se enfrenta a alteraciones neurológicas que mantienen el desequilibrio.

Otra recomendación para la rehabilitación es el ejercicio físico, que funciona bien para distender los músculos y entrenarlos, y mejora ciertos problemas neurológicos. No obstante, depende mucho de la motivación de los pacientes y de la presencia de otras enfermedades. Las lumbalgias crónicas comunes suelen estar vinculadas al sedentarismo y a un mal estilo de vida, y pocos pacientes cambian repentinamente su forma de vivir mientras sufren dolores físicos. Los médicos que trabajan en este campo conocen muy bien esta frustrante realidad.

¿Qué se puede hacer entonces? Tal vez una rehabilitación respiratoria. Ante todo, lograr que el paciente recupere la respiración fisiológica. Fisiológicamente, el diafragma desciende al inhalar y ejerce presión sobre los órganos abdominales, que oprimen las lumbares, ayudando a mantener la posición de la columna en los planos óseo y articular y creando una estimulación neurológica positiva (propioceptiva) para los músculos, tendones y ligamentos.

En el caso de las lumbalgias crónicas comunes, este ciclo se ve alterado. Los pacientes sufren problemas ventilatorios, sin excepción. Rehabilitar la respiración específicamente permite restablecer el ciclo respiratorio correcto. Se ha demostrado que esto alivia los dolores. Pero, sobre todo, actúa al mismo tiempo en los factores musculares, tendinosos, estáticos y neurológicos locales y generales, lo que rompe los círculos viciosos en muchos lugares para una eficacia mayor. Además, como la respiración es un fenómeno vital y continuo, una vez realizada la rehabilitación, los beneficios se mantendrán en cada inhalación y, por lo tanto, serán duraderos.

Esta es una de las grandes ventajas de la respiración. En cuanto se regula, el movimiento correcto se realiza durante toda la jornada sin que haya que pensar en él. Por lo tanto, es el medio más eficaz y más rápido de restablecer el funcionamiento global del cuerpo. ¿Sirve en el caso de las lumbalgias crónicas? De las muchas personas que han frecuentado mis cursos, tanto para practicar *systema* como para hacer un trabajo respiratorio específico, un buen número de ellas tenían dolores lumbares. Al cabo de un año, gracias al trabajo respiratorio propuesto en esta tesis, ninguna presentaba este tipo de problema. Por lo tanto, parece que da resultados. Queda por confirmar con una muestra más grande y, evidentemente, una metodología apropiada.

En resumen, la respiración natural permite que el diafragma se mueva más, que la respiración sea más calmada y lenta, que la postura se vuelva menos rígida y, por consiguiente, que la energía se use con mayor eficacia. Asimismo, permite que la mecánica corporal funcione mejor. Por último, la práctica de esta respiración natural es la base para respirar mejor, pero también para moverse mejor como regla general.

En este capítulo, ya hablamos sobre todo de los fenómenos vinculados a la mecánica ventilatoria. Sin embargo, la respiración influye en otros elementos; en particular, en el sistema nervioso autónomo cuando está operativo, y dicho sistema está relacionado con el estrés. Veremos cómo aprovechar esto en el próximo apartado.

EJERCICIO
PRACTICAR LA RESPIRACIÓN NATURAL

Practicar la respiración natural no es divertido, pero ¡sin duda es uno de los ejercicios más útiles que hay! Enseña a movilizar todos los elementos de la cadena respiratoria, lo que permite respirar de manera más fluida y profunda y mejorar la postura integralmente.

En primer lugar, arrodíllate e inhala y exhala por la nariz.

- Colócate las manos en los costados, por encima de las caderas, con el pulgar en la espalda y el dedo medio en el abdomen.
- Aplica una ligera presión con las manos en los costados.
- Inhala suavemente y, al mismo tiempo, tira con las manos hacia atrás, pulgares y dedos medios.
- En la exhalación, todo el abdomen se relaja al mismo tiempo y tus manos vuelven a su lugar.
- A continuación, deja una mano en la misma posición y llévate la otra a un lado del tórax y presiona las costillas. Durante la inhalación, primero deberías sentir que tu abdomen empuja la mano que tienes sobre él y, luego, que las costillas se dilatan y te empujan la otra mano.
- Durante la exhalación, primero, el abdomen se relaja y, luego, las costillas vuelven a su lugar.

- A continuación, desplaza la mano del abdomen a la clavícula.
- Durante la inhalación, observa cómo se expande tu abdomen. Luego, siente que el tórax se infla y, por último, que la clavícula se levanta ligeramente.
- Durante la exhalación, todo vuelve a su lugar en el mismo orden.

Hay que practicar este ejercicio con regularidad. Realizarlo correctamente lleva menos de cinco minutos. No obstante, hay algunas cuestiones que conviene tener presentes. Quizá no todas las zonas tengan la misma movilidad, en cuyo caso no dudes en aumentar la presión de las manos para crear resistencia al empujar. Esto hará que seas más consciente de la zona y reforzará el movimiento. Tómate el tiempo necesario para movilizar cada zona antes de pasar a la siguiente.

Al principio, te parecerá que la respiración se te entrecorta. Sin embargo, a medida que perfecciones la técnica, movilizarás todas las zonas, a semejanza de un globo al inflarse. Se hará de manera progresiva.

Por último, puede parecer sorprendente que la exhalación se realice, ante todo, en el abdomen. Sin embargo, anatómicamente la razón es sencilla. El diafragma infla el abdomen empujando la masa visceral contra el suelo pélvico cuando se contrae (inhalación). Cuando se relaja, recupera su lugar y, por lo tanto, la masa visceral vuelve a su sitio al mismo tiempo. Así, en cuanto el diafragma empieza a subir al principio de la exhalación, el abdomen se desinfla.

Practicar este ejercicio relajará toda tu cadena respiratoria. Por lo tanto, cambiará tu postura, gastarás menos energía y cohesionarás todo tu cuerpo. Además, ralentizarás la respiración, lo que tendrá el efecto de calmarte a lo largo del día, como veremos en el capítulo siguiente.

DEL SISTEMA NERVIOSO AL CUERPO

Cuando tuvo lugar mi primer encuentro con *systema* y Sinicha, aún estaba estudiando Biología y empezaba mi tesis doctoral, dedicada a los efectos del monóxido de nitrógeno en una simbiosis entre plantas y bacterias. Una tesis exige mucho trabajo. En paralelo, había creado un club de artes marciales, que contaba con un centenar de miembros. Entre los entrenamientos, los cursos que impartía y las prácticas de fin de semana, prácticamente trabajaba veinticinco horas, además de las dedicadas a la tesis. Se puede decir que fue un periodo intenso.

En efecto, tanto física como intelectualmente, este ritmo exigía una enorme dedicación. Además, debido a mi trabajo, tenía que impartir conferencias y seminarios con regularidad, algo con lo que no me sentía del todo cómodo, ya que no me gustaba hablar en público, y menos cuando había más de cien personas presentes y no usaba mi lengua materna.

¡OPTIMIZAR LA RESPIRACIÓN PARA MANTENER EL RITMO DURANTE EL DÍA!

Fue en aquella época cuando empecé a utilizar la respiración para influir en mi funcionamiento fisiológico y ¡mantener el ritmo! Comencé con los patrones de respiración básicos de *systema*, cuyos resultados eran tangibles a pesar de no ejecutarlos a la perfección en aquel momento. Es más, en una fase temprana del aprendizaje, se utiliza la respiración para soportar diferentes tipos de estrés. Así pues, durante este periodo comprobé que la voluntad pone a prueba al cuerpo por medio de la respiración. El estrés es el factor que hace que el cuerpo aguante en estas situaciones tan exigentes. Por desgracia, es también la razón por la que, si no se gestionan bien los niveles de estrés, el cuerpo acaba por desfallecer.

COMPRENDER EL ESTRÉS

Para empezar, definamos el estrés. El estrés es un mecanismo de adaptación fisiológica ante una dificultad interna o externa con el objetivo de recuperar un estado de homeostasis. ¿Qué significa esto concretamente?

Para funcionar como es debido, el cuerpo debe mantener un equilibrio entre muchos factores esenciales; por ejemplo, la temperatura, el balance energético, etcétera. El fenómeno que consigue esto se conoce como «homeostasis». Cuando el cuerpo funciona con normalidad, en reposo la homeostasis se mantiene con relativamente poco esfuerzo, los parámetros son más bien estables y la energía invertida para mantenerlos en valores normales es moderada. Cuando ocurre un acontecimiento importante que supone una sobrecarga para el organismo, se ponen en marcha mecanismos fisiológicos de adaptación para recuperar lo más pronto posible el equilibrio. Cuanto más nos alejemos de los valores normales, mayor será el costo energético para recuperar el estado anterior. Sin embargo, es un costo que el cuerpo debe pagar, porque la desregulación de sus parámetros puede conducir muy rápido a la disfunción de un sistema o muchos, e incluso a la muerte en casos extremos. Por lo tanto, se trata de supervivencia. Sin embargo, como con todo gasto, en especial si es relevante, habrá que esperar un tiempo para que se recuperen las reservas energéticas y los sistemas de regulación, con el fin de que puedan volver a activarse en caso de necesidad.

Tomemos como ejemplo la temperatura. Cuando la temperatura ambiente ronda los 20 °C, el cuerpo se encuentra en una situación cuyo funcionamiento equilibrado le permite mantener su temperatura a 37 °C, nuestro estado homeostático. Si la temperatura baja a 0 °C, esto le supondrá una exigencia energética a nuestro organismo, que tendrá que mantener la temperatura a 37 °C para funcionar correctamente. Entonces, pondrá en marcha mecanismos para calentar el cuerpo, como, por ejemplo, el temblor de los músculos, ya que, recordémoslo, la contracción muscular tiene una eficacia del 25 %, lo que implica que el 75 % de la energía gastada generará calor. También contraerá los músculos erectores del vello, que creará una capa de aire que funciona como aislante entre la piel y el exterior. Además, los capilares cutáneos se cerrarán para disminuir la superficie de contacto con la piel y, por lo tanto, con el aire frío.

Sin embargo, poner en marcha estos mecanismos tiene un costo energético elevado, por lo que es poco probable que aguanten mucho tiempo. Si tomamos el ejemplo de la rápida adaptación al frío, temblar exige mucho adenosín trifosfato y acelerar el metabolismo consume azúcar y grasa. Así pues, nuestras reservas disminuyen. Hay que tener presente que estos mecanismos tan solo nos permiten encontrar una solución para escapar del frío sin morir mientras tanto. La evolución nos ha diseñado así. Por otro lado, se requiere descansar el cuerpo y reabastecer las reservas antes de volver a poner en marcha estos mecanismos de adaptación. Si no se hace, la próxima vez moriremos de frío por no disponer de la energía suficiente para reactivarlos.

No obstante, en nuestra sociedad ha surgido un gran problema. Las dificultades cada vez son menos físicas. Salvo un golpe de mala suerte, casi todos nosotros podemos luchar contra el frío abrigándonos o subiendo la calefacción y rara vez tenemos la necesidad de huir de un depredador. Por desgracia, con la civilización surgió un nuevo tipo de estrés de naturaleza social. El problema es que se trata de un fenómeno reciente a escala humana (tiene unos cientos de miles de años) y nuestros mecanismos de respuesta al estrés no están adaptados.

EL SISTEMA NERVIOSO AUTÓNOMO

El estrés está gestionado por el sistema nervioso autónomo. Este último no diferencia entre la persecución de un oso y el acoso de nuestro jefe. En consecuencia, en ambos casos activa los mismos mecanismos de consumo de energía. Sin embargo, aunque estos son útiles para escapar de un oso, no son adecuados para reaccionar ante un jefe (salvo para darle un golpe, lo que probablemente no será una buena solución desde el punto de vista social). Pero esto no es lo peor. Por lo general, no estamos diseñados para pasar ocho horas al día huyendo de un oso; sin duda, los que jugaron a eso fueron descartados enseguida por la selección natural. Por otra parte, para la mayoría de nosotros, la forma de satisfacer nuestras necesidades es permanecer de ocho a doce horas al día entre cinco y seis días a la semana en un trabajo donde las presiones psicológicas pueden ser constantes, así que los sistemas de estrés están permanentemente activos, no aportan gran cosa y consumen mucha energía. Sabiendo que el cerebro utiliza el 20% de nuestros recursos para funcionar bien, y teniendo en cuenta que el estrés emplea esta energía para mover las piernas y contraer los músculos de la espalda, nuestro rendimiento intelectual no debe de ser muy bueno. Así es como puede convertirse en la dolencia del siglo el *burnout*, una señal de agotamiento cuando los mecanismos del estrés han consumido toda nuestra energía.

Volviendo a la respiración, hay un aspecto muy interesante en su relación con el estrés. La respiración se caracteriza por estar controlada a un tiempo por la voluntad y por el sistema nervioso autónomo. Sí, el mismo que gestiona nuestra respuesta al estrés. Pero ¿qué es el sistema nervioso autónomo?

El sistema nervioso autónomo o vegetativo es el responsable de las funciones fisiológicas inconscientes. Para ello, gestiona la inervación del medio interno. El sistema nervioso vegetativo controla así los músculos lisos, aquellos que se encuentran, por ejemplo, en el movimiento intrínseco de los intestinos (digestión), así como la vascularización. También controla el ritmo cardiaco, la tensión arterial, el sistema endocrino, la dilatación de las pupilas, la sexualidad, la inflamación y la respiración. Se compone de dos sistemas: el sistema simpático u ortosimpático y el sistema parasimpático.

Su papel consiste en mantener la homeostasis del cuerpo. Por ejemplo, en caso de esfuerzo, acelerará el corazón para que el cuerpo tenga la energía necesaria para responder. En cambio, cuando el organismo se encuentra en reposo, el sistema nervioso autónomo lo ralentizará para llevarlo de regreso a su estado de descanso. Este papel es esencial, ya que una gran variación del estado corporal dará paso, inevitablemente, a una enfermedad, ya sea por un cansancio excesivo, ya sea por una falta de capacidad de respuesta. De hecho, hay que señalar que un exceso de calma no siempre es deseable; por ejemplo, el sistema inmunitario se ve afectado por la falta de actividad física.

Anatómicamente, el sistema nervioso vegetativo está compuesto por dos tipos de estructuras: los centros nerviosos y las vías nerviosas. El centro nervioso más elevado es el hipotálamo, una zona profunda del cerebro vinculada a la corteza cerebral, que controla todo lo que es consciente y voluntario, y al tronco cerebral, que controla, entre otras cosas, el sistema nervioso autónomo (¡ahí es donde nace el nervio vago!). Cuando hablamos de «vinculación cerebral», queremos decir que hay neuronas que envían información de una estructura a otra, una especie de autopista de información en ambos sentidos, una conexión celular directa. También está vinculado a la hipófisis, la directora de orquesta de las funciones hormonales del organismo, gracias a la cual tendrá un gran peso en la producción hormonal. En este caso, el vínculo es sanguíneo: el hipotálamo intercambia información con la hipófisis a través de las moléculas liberadas en la sangre.

Las vías nerviosas que descienden del hipotálamo y del tronco cerebral pasan por la médula espinal, salen en diferentes niveles y, a continuación, se distribuyen por todo el cuerpo.

En nuestro cuerpo, hay una verdadera red de distribución en forma de nervios para conectar cada célula muscular, glándula y órgano. Y, para activar aquellos que no están directamente inervados, queda la vía endocrina, es decir, hormonas que transitan por la sangre. A veces, un mensaje nervioso y un mensaje endocrino regulan simultáneamente el comportamiento de las estructuras anatómicas.

En cada nivel de la médula espinal, se da un fenómeno importante: los arcos reflejos. Son la sede de las reacciones reflejas, lo que significa que las informaciones recibidas generarán una respuesta de la parte del cuerpo que no necesita un análisis del cerebro, de la conciencia. Como la información no tiene que ascender hasta el cerebro para provocar una respuesta, el proceso es muy rápido (¡hay mucho menos camino que recorrer!). El ejemplo más evidente lo vemos al poner la mano sobre un objeto punzante: la alejaremos del peligro antes de que nos demos cuenta de lo que ha pasado. Esto sucede gracias al movimiento reflejo sensoriomotor, que permite acortar el tiempo entre la recepción de la información y la reacción. De forma similar, determinados arcos reflejos están implicados en el mantenimiento de las tensiones musculares. Por esta razón, la fuerza de voluntad rara vez basta para aliviarlas. Sin embargo, es posible calmar un arco reflejo patológico persistente por medio de la interacción con las estructuras inervadas por el mismo nivel, que pueden ser una articulación, un músculo, una zona de la piel o incluso la fascia.

El sistema ortosimpático controla la activación de los mecanismos de defensa y de emergencia. Permite la respuesta *fight* o *flight* ('enfrentamiento' o 'huida'), definida por William James y que encontramos en todos los animales. Es uno de los reflejos más antiguos en los animales complejos y les ha permitido sobrevivir. En general, los mecanismos en cuestión aumentan la energía del cuerpo. Dado que el objetivo de este reflejo es escapar de un depredador o capturar una presa, el cuerpo se prepara para generar fuerza mecánica en los miembros, concentrar la atención en el objetivo o peligro y bloquear las funciones inútiles en ese momento.

Así pues, nos encontraremos con todos los elementos relacionados con la aceleración del sistema cardiovascular: aumento de la frecuencia cardiaca y de la tensión arterial, y dilatación de los bronquios. También se producirá un incremento de la glucosa en la sangre, lo que aumentará la actividad metabólica. Por el contrario, se da una ralentización del sistema digestivo para redirigir la energía, la sangre, hacia los músculos motores. En este caso, el cuerpo se encuentra en un estado de estrés, necesario para afrontar el peligro inmediato, como ya vimos.

TODO ESTRÉS TIENE UN PRECIO: EN FORMA DE DESCANSO O DE ALIMENTACIÓN

Es importante recordar esto: todo estrés tiene un precio, ya sea en forma de descanso o de alimentación. Si no es así, el cuerpo aprovechará sus reservas, y continuará haciéndolo hasta el día en que se agoten. De ahí la utilidad de un sistema de freno que, al ralentizar el cuerpo, a un tiempo ahorre energía y lo induzca al descanso. Es la función del sistema parasimpático. ¿Alguna vez, después de un gran periodo de estrés en el que tuviste que darlo todo en el trabajo o los exámenes, te enfermaste justamente al acabar o en el momento de obtener los resultados? Esto es consecuencia del estado de calma impuesto por el sistema nervioso parasimpático. El cuerpo se ralentiza para recuperarse y, en consecuencia, reaccionamos menos a los patógenos y enfermamos. Como es evidente, esto es mejor que continuar en un estado de estrés permanente.

Para ello, el sistema parasimpático desempeña el papel de freno al estimular el nervio vago. Así es como equilibrará el sistema simpático, ralentizando todos los sistemas que este último activa y activando los que desactiva. Por lo tanto, por ejemplo, disminuirá el ritmo cardiaco, pero acelerará el tránsito intestinal.

El buen funcionamiento de estos dos sistemas asegura la homeostasis corporal. Sin embargo, cuando se produce un cambio brusco de la situación, uno de los dos puede tomar el mando transitoriamente. Por ejemplo, si nos sobresaltamos por un perro que empieza a ladrar a nuestro lado cuando no prestábamos atención, el corazón se acelerará durante un breve periodo de tiempo (simpático). Por el contrario, si acabamos de comer, el sueño se apoderará de nosotros durante la digestión (parasimpático).

Cuando el sistema nervioso vegetativo controla la respiración, recibe señales que le indican el ritmo respiratorio. Para acelerar la respiración, el sistema nervioso vegetativo debe excitarse, mientras que, para disminuir su ritmo, debe calmarse. Por lo tanto, controlando la respiración podemos indicarle al sistema nervioso vegetativo si debe calmarse o excitarse. Este es un método increíble para influir sobre nuestro estado de estrés. Resumiendo, al ralentizar nuestra respiración, disminuirá nuestro estrés, mientras que, al acelerar su frecuencia, aumentará.

Esto es consecuencia de que se regule a través del nervio vago, pero también del nervio frénico, del que ya hablamos (Bordoni *et al.* 2018). El nervio vago es el décimo nervio craneal. Tiene la particularidad de controlar un extenso territorio nervioso y es una de las vías principales de regulación del sistema parasimpático. Además, el nervio vago reacciona a la respiración y la controla en parte, pues recibe información para disminuir su actividad o aumentarla en función del estado respiratorio. En efecto, es estimulado por la actividad del diafragma, que también está bajo nuestro control. Por consiguiente, trabajar el diafragma logrará que el nervio vago se adapte y, por lo tanto, también el sistema parasimpático.

Buena parte de los resultados observados en el sistema nervioso autónomo tras la práctica de diversas técnicas de respiración también están relacionados con la estimulación de este nervio. Si jugamos con ello, aumentaremos su actividad y su capacidad de freno o, por el contrario, disminuiremos su actividad y concederemos más libertad al sistema ortosimpático.

Esto explica la eficacia de la respiración en los trastornos relacionados con el estrés y la ansiedad, pero también con la inflamación. En efecto, los practicantes de métodos respiratorios se encuentran sistemáticamente más calmados al cabo de algunos días. Con el tiempo, controlar el nervio vago es cada vez más fácil.

Aprovechemos aquí para hablar de una de las prácticas respiratorias más conocidas, la coherencia cardiaca. Sin duda, es la técnica que ha permitido que el gran público oiga hablar de los efectos tangibles de la respiración. La belleza de este planteamiento radica en su extrema sencillez, lo fácil que resulta comprenderlo y los beneficios concretos que aporta con gran rapidez. La coherencia cardiaca, popularizada por un laboratorio californiano, se ha difundido en todo el mundo y, en mi opinión, es una herramienta indispensable si se tiene interés por la respiración.

La coherencia cardiaca es difícil de definir. Es una forma de bienestar general que puede activarse voluntariamente e influye en el cuerpo y en la mente. Destaca por tratarse de un estado natural programado, un estado particular de variabilidad cardiaca, la capacidad de acelerarse o ralentizarse. El objetivo de la coherencia cardiaca es encontrar la forma de alcanzar ese estado. Para el gran público, se trata de una práctica que permite gestionar mejor el estrés. Sin embargo, esto no deja de ser un tanto reduccionista, ya que también modifica los equilibrios hormonales para estabilizarlos y actúa sobre el estado anímico, las capacidades cognitivas y otras muchas cosas.

Es adecuada para todo el mundo, aunque tiene una limitación: debe practicarse con regularidad para apreciar sus efectos, un sacrificio muy pequeño en comparación con todo lo que aporta.

La coherencia cardiaca se basa en los juegos de equilibrio entre el sistema parasimpático y el ortosimpático.

Todo el mundo sabe lo que es el pulso. Cuando lo tomamos, medimos una frecuencia, generalmente el número de pulsaciones por minuto. Sin embargo, en última instancia, esta medida aporta poca información sobre el estado fisiológico. Aunque la frecuencia sea un parámetro importante, para conocer el estado fisiológico global también hay que saber, por ejemplo, la tensión arterial y, en lo que respecta al tema que nos ocupa, la variabilidad cardiaca.

¿Qué es la variabilidad cardiaca? En realidad, la frecuencia cardiaca no es más que una media. El tiempo entre cada pulsación varía ligeramente, algo que puede comprobarse de manera sencilla con un electrocardiograma. El corazón se acelera y se ralentiza con mucha frecuencia. Esta frecuencia oscila entre un máximo y un mínimo: la variabilidad cardiaca (Malik *et al.*, 1996). Cuanto más distantes sean estos extremos, mejor será tu salud. Hay muchos factores que influyen en la variabilidad cardiaca. Por otra parte, hace poco se demostró que esta amplitud guarda relación con la esperanza de vida (Hernández-Vicente *et al.*, 2000). En efecto, como vivimos en un entorno muy cambiante, el corazón, cuyo ritmo debe adaptarse constantemente a las necesidades del organismo, reacciona a todas las variaciones físicas o psicológicas a las que estamos sometidos. Por consiguiente, su capacidad de adaptación es vital.

¿Qué permiten las técnicas de coherencia cardiaca? Permiten crear una variabilidad importante y regular del corazón acompasándolo a la respiración. En efecto, inhalación activa el sistema ortosimpático e inhibe el parasimpático, lo que acelera el corazón. En la exhalación, al comprimir el abdomen se estimula el sistema parasimpático, que se activará y ralentizará el corazón. Hay que tener presente que esto se sabe desde hace mucho. Antonio Valsalva, médico italiano que vivió en el siglo XVIII, ya había dicho que la respiración influía en el ritmo del corazón.

Cuando nos encontramos en la situación en la que el corazón presenta una gran variabilidad, pero su ritmo obedece a la respiración, hay coherencia cardiaca. Por consiguiente, la coherencia cardiaca es un estado determinado de variabilidad cardiaca. En la práctica, para alcanzarla, hace falta una frecuencia respiratoria de 0.1 Hz, es decir, seis respiraciones por minuto. Aparentemente, esto se debe a que esta frecuencia es aquella en la que operan muchos procesos fisiológicos, en particular el sistema simpático. Por lo tanto, hay una relación entre estos sistemas que explica la influencia de la respiración sobre ellos. Para alcanzar ese estado, hay que inhalar por la nariz cinco segundos y exhalar por la boca otros cinco segundos durante unos cinco minutos. Hay que repetir esta práctica tres veces al día. Para recordarla, el doctor O'Hare creó el método 365, en el que cada cifra recuerda el protocolo. Sin embargo, puedes hacerla cuatro veces al día y alargar cada sesión hasta los veinte minutos. Más allá de eso, no parece proporcionar ningún beneficio adicional; por lo tanto, es inútil perder el tiempo.

Tras unos minutos de práctica, el efecto más evidente es la calma y el silencio interior. En esto recuerda un tanto a la meditación. También disminuye la presión arterial. A continuación, en un lapso de tiempo que oscila entre unas decenas de minutos y unas horas, se observan cambios hormonales: disminución del cortisol (la hormona del estrés) y aumento de la deshidroepiandrosterona (DHEA), un regulador negativo del cortisol. También aumenta la inmunoglobulina A (IgA), una familia específica de anticuerpos, lo que explica por qué la coherencia cardiaca mejora la inmunidad (la IgA activa las defensas inmunitarias). Por último, también se dispara la producción de oxitocina, hormona del bienestar, especialmente implicada en el sentimiento de amor. A largo plazo, la coherencia cardiaca influye en enfermedades como la hipertensión arterial, el estrés crónico y la reducción de la inflamación (Schwerdtfeger *et al.*, 2020).

Es mejor practicar esta técnica sentados o de pie, aunque una buena respiración permite hacerlo en cualquier posición, incluso acostados. Como en la meditación, la atención se centra exclusivamente en la respiración. Para seguir el ritmo, al principio podemos servirnos de un reloj o de videos en internet usando el teléfono celular. Estas herramientas son útiles para empezar, pero, al final, encontrarás el ritmo adecuado, teniendo en cuenta que puede haber una ligera variación entre personas en lo que respecta a la duración exacta del ciclo respiratorio. Un detalle importante es que hay que pegar la punta de la lengua a los dientes superiores: así los músculos del cuello se relajan con más facilidad.

Para concluir, un último punto extremadamente importante: hay que prestar atención al rebote respiratorio. A menudo, veo que la gente practica este tipo de respiración, pero sin hacer el rebote respiratorio. Esto estimula el sistema nervioso al final de la inhalación y la exhalación, en el momento del cambio de fase. ¿Qué es el rebote? Se trata de aprovechar la elasticidad muscular del diafragma para que el comienzo y el final de la inhalación y la exhalación se realicen de manera pasiva y, luego, utilizar ese impulso de movimiento para comenzar el siguiente ciclo. Esto lo cambia todo en la práctica. No resulta sencillo, por lo que es aconsejable dejarse guiar a detalle en esta cuestión.

Volviendo a mi actividad de la época, para mantener el ritmo que me imponía, practicaba un ejercicio respiratorio distinto en función del momento. Sin embargo, y no hay magia en ello, los periodos de estrés debían equilibrarse con periodos de descanso. Estos periodos de descanso son momentos de reposo gracias al trabajo en el sistema nervioso, por lo que al final el ritmo era bastante llevadero. El peor periodo fue al final de la tesis, cuando pasé aproximadamente cuatro meses escribiendo hasta las dos o las tres de la madrugada después de trabajar y entrenar. Ahí llegué al límite, ya que enfermé durante una semana entera tras terminar la tesis, algo que llevaba años sin pasarme.

GESTIONAR EL ESFUERZO A TRAVÉS DE LA RESPIRACIÓN

Entonces, ¿cómo se puede forzar el cuerpo durante un periodo prolongado? Al gestionar las fases de la jornada y fijando un trabajo respiratorio apropiado para cada fase. Desde un punto de vista respiratorio, podemos separar la jornada en cuatro fases. Para empezar, está la actividad basal, fase que ocupa la mayor parte del día y durante la cual la mayoría de la gente manifiesta un estrés general. Este estrés puede ser psicológico, pero también postural (mala postura de trabajo); de hecho, la mala postura a veces influye en nuestro estado de ánimo sin que seamos conscientes de ello. Después, hay una actividad intensa: la fase que exige más energía. Aquí están al mismo nivel la actividad física, deportiva o profesional, y los momentos de estrés fuerte relacionados con el trabajo (tiempos de entrega, presentaciones orales, etcétera). Luego, está el descanso pasivo, la fase en la que nos recuperamos del esfuerzo y no hacemos ninguno más. Por último, el descanso activo, durante el cual anulamos los efectos de las fases de actividad sobre el sistema nervioso gracias a una respiración consciente y específica.

Paradójicamente, la actividad basal será la más complicada de gestionar. Es la fase más larga de la jornada, y a menudo está presente un estrés generalizado y no es posible utilizar la conciencia para ocuparse de la respiración. Así, o bien sufrirás una pérdida brusca de energía, que tendrás que compensar con descanso activo, o bien tu respiración natural estará activa, en cuyo caso esta fase será menos agotadora, aunque también necesitarás recuperarte de sus consecuencias. Por tanto, la prioridad será siempre desarrollar una buena respiración natural, que hará el trabajo de manera automática a lo largo del día. Al ralentizar la respiración mecánicamente, tu sistema nervioso autónomo estará más calmado y consumirás menos energía. Además, gracias a la mecánica respiratoria, tu estrés postural será menos intenso, como ya vimos en el caso de las lumbalgias crónicas; esto es así porque tu tono respiratorio contribuirá a mantener mejor la postura. Por desgracia, en aquella época, mi respiración natural aún no era muy buena; tenía mucha tensión acumulada en el cuello y en los hombros, por lo que tenía que compensarlo con descanso activo.

Sin embargo, la actividad intensa debe gestionarse activamente. Lo bueno es que esta actividad es previsible la mayoría de las veces, aunque solo contemos con cinco minutos de antelación: es tiempo más que suficiente para establecer una respiración de preparación. Y, si hablamos de una competencia, una conferencia o una reunión que tendrá lugar dentro de dos meses, es aún más sencillo. En esta preparación hay dos fases, y la primera consiste en acelerar el metabolismo antes de que se dispare el estrés. La ventaja es que la diferencia de sensaciones será más fácil de gestionar entre el estado de reposo y la subida del estrés. Para ello, recurriremos a una respiración conocida como «explosiva». El objetivo es aumentar la frecuencia respiratoria para estimular el sistema nervioso vegetativo, así como activar los músculos para acelerar el metabolismo. Una vez superada esta fase, será necesario volver a una breve fase de calma, sobre todo para disfrutar de cierta lucidez. Para ello, se recurrirá a la respiración rítmica, que suprimirá la capacidad de pensar y creará una especie de vacío mental relajante justo antes del inicio de la actividad.

El descanso activo es la fase en la que el sistema nervioso se ve obligado a relajarse después del trabajo o del deporte. Pese a los innegables beneficios del deporte, el nivel de excitación al final de la sesión hace que sea difícil recuperarse inmediatamente, por lo que es oportuno incorporar una fase de descanso activo, y con más razón después del trabajo. En esta fase se recurrirá a la respiración rítmica, consistente en dilatar el ritmo respiratorio y desequilibrar la respiración ampliando la etapa de exhalación; la duración de cada ejercicio dependerá de tu nivel de estrés. Es el momento ideal para relajar el diafragma por medio de automasajes. Todo ello estimulará la actividad calmante del sistema nervioso vegetativo. En esta fase, tu ritmo cardiaco disminuirá, tu respiración se ralentizará y tus músculos se relajarán. Además, si completas debidamente esta fase, tus pensamientos se aplacarán.

Por último, el descanso pasivo será la fase de recuperación, siempre y cuando el sistema nervioso esté calmado. La única tarea que tendrás en esta fase es asegurarte de haber hecho correctamente el descanso activo antes de entrar en ella.

Así, gestionando tus días de esta forma, tu rendimiento será mayor y sentirás mucho menos cansancio a largo plazo. Sin embargo, ten presente que las fases de descanso activo son indispensables. Tienes que dejar que tu cuerpo recupere la energía consumida durante las fases de estrés y reponga sus reservas.

En aquella época, mi fase de actividad basal no era óptima, por lo que necesitaba una recuperación más larga. Hoy es mucho más eficaz. La consecuencia es que recupero mucho más rápidamente la calma después de la fase de descanso activo y que necesito dormir menos, y eso que en la actualidad realizo tantas actividades o más que en aquel momento. Lo cierto es que, como es evidente, tengo muchas más responsabilidades, una causa habitual de tener dificultades para conciliar el sueño. Mi capacidad para dormirme deprisa es un patrón que utilizo para saber si debo aumentar mi tiempo de descanso activo.

DOS TIEMPOS DE INHALACIÓN, SEIS TIEMPOS DE EXHALACIÓN

Si te encuentras en un periodo menos activo, sigue siendo buena idea que adoptes la costumbre de dejar descansar el sistema nervioso autónomo. Para ello, puede ser útil el método 4-7-8, aunque no es fácil de aplicar. Recomiendo un ritmo de dos tiempos de inhalación y seis tiempos de exhalación. Puedes añadir el sonido «om» al exhalar para que te vibren los huesos del cráneo y te masajeen ligeramente la cabeza. Si tu respiración natural está activa, deberías ser capaz de emplear el método 3-3-6-3, más eficaz y relativamente simple desde el punto de vista técnico. Inhalar durante tres tiempos, aguantar otros tres, exhalar seis tiempos, aguantar tres. Por último, si controlas bien la toma de aire, es más recomendable el método 4-7-8. Practicar esas respiraciones al final de la jornada con regularidad activará el descanso de tu sistema nervioso autónomo y evitará que pierdas tiempo de reposo.

Es evidente que tendemos a concentrarnos en rebajar el estrés, pero a veces conviene excitar el sistema nervioso autónomo para prepararlo antes del esfuerzo con la intención de mejorar el rendimiento. En este caso, fomentaremos la inhalación y las apneas de los pulmones llenos de aire. Con todo, la mejora del rendimiento físico era un tema aparte y no ocupaba un lugar destacado en mi investigación en aquella época, así que no ahondaré más en ello.

Como ves, la capacidad de controlar la respiración por medio de la conciencia para actuar sobre el sistema nervioso autónomo ejerce un poderoso efecto en el organismo. Esto permite ajustar, con un mayor o menor grado de precisión, su actividad en función de nuestras necesidades. ¡No dudes en utilizar estas técnicas de forma cotidiana! Te recuperarás antes y administrarás mejor tu energía.

EJERCICIO
LA RESPIRACIÓN EXPLOSIVA

La respiración explosiva es una técnica muy polivalente que sirve cuando el estrés afecta nuestro organismo. Vuelve a poner el cuerpo en movimiento, evitando así que este produzca tensiones musculares que repercutan en el estado de estrés general. Aconsejo practicarla a menudo para que surja de forma automática cuando se presente un problema, como dolor o una emoción fuerte, o necesites recuperarte después de un esfuerzo. Para trabajarla, colócate en posición erguida y pon una mano sobre tu plexo solar.

- Extiende la otra mano lo más lejos posible frente a tu boca.
- Exhala por la boca como si estuvieras tosiendo, lo que debería alejar bruscamente tu mano del plexo. Debes sentir cómo el aire llega hasta tu mano extendida.
- Después de exhalar, no inhales activamente: deja que el aire te entre por la nariz cuando tu diafragma se relaje.
- Exhala de la misma manera.

Cuando te familiarices con esta técnica, irás a un ritmo de unas dos respiraciones por segundo y deberías aguantar al menos un minuto. Al principio, es difícil; no te fuerces. Con entrenamiento, será más fácil.

Cuando esta respiración aparezca espontáneamente en casos de estrés, notarás menos cambios de humor, tu mente estará más estable y sentirás menos estrés, por lo que podrás utilizar esta energía, nuevamente disponible, con un propósito mejor.

DEL CUERPO AL SISTEMA NERVIOSO

Tras obtener mi doctorado, me dispuse, como todo investigador, a cursar un posdoctorado. Me centré en el estudio del metabolismo y sus modificaciones a partir de planteamientos propios de la biología sintética. Tres años entre Toulouse y Fráncfort, en Alemania, mientras mantenía en paralelo mis actividades secundarias y en mi mente empezaba a perfilarse un proyecto de *start-up* en el ámbito de las biotecnologías. También estaba muy activo en las artes marciales con un blog, gracias al cual conocí a mucha gente y trabajé con ella. La carga de trabajo no me asustaba, apenas me cansaba, todo iba bien.

Suponía que mis estrategias para gestionar la energía mediante la práctica respiratoria me permitirían mantener fácilmente este ritmo durante mucho tiempo. Sin embargo, lo que no había previsto era que, aunque yo tuviera una forma de influir en mi cuerpo a través del sistema nervioso, el cuerpo podía hacer lo mismo conmigo. Es lo que me pasó poco después de regresar a Francia, donde, sin una razón concreta, sufrí una serie de crisis de angustia que me obligaron a estar en cama durante meses. Los médicos que consulté no encontraron causas físicas ni psíquicas. Y no se trataba de cansancio, pues era capaz de realizar esfuerzos físicos notables a pesar de mi estado.

LA RESPIRACIÓN PARA CONTROLAR EL SISTEMA NERVIOSO

Buscando soluciones para mi problema, planteé la siguiente hipótesis. Mi cuerpo llevaba mucho tiempo sometido a estrés, que a su vez mantenía mi sistema nervioso vegetativo en fase ortosimpática, lo que me impedía descansar y recuperarme correctamente. La primera vez que me reuní con Konstantín Komarov, este me explicó que mis tejidos eran demasiado reactivos y que eso excitaba mi mente. Era una manera sencilla de decir lo mismo. El problema era que valerse del sistema nervioso para calmar el cuerpo no parecía suficiente. Peor aún, es posible que trabajar demasiado la postura en las prácticas físicas e intentar modificarla a la fuerza precipitara mi estado, como apuntó un médico especialista en posturología.

Poco antes de ese momento, uno de mis compañeros de *systema*, Richard Mugica, con una sólida trayectoria y una gran reputación en las artes marciales, además de ser practicante avanzado de yoga, me habló de un método que había descubierto para combatir el frío. No me despertó mucho interés, ya que no suelo vivir en lugares gélidos y no me gusta viajar allí donde la temperatura suele ser inferior a los 10 °C, por lo que apenas presté atención a su descripción. Sin embargo, creo que en aquel momento mencionó que se había demostrado que este método actuaba sobre el sistema nervioso autónomo. Como no sabía qué más hacer, salvo tomar ansiolíticos, llamé a Richard para que me facilitara el nombre del creador. Se trataba de Wim Hof. Estábamos en 2014, año en que se publicó un artículo sobre este método en una revista científica muy prestigiosa de la Academia Estadounidense de las Ciencias, cuyos autores demostraban que era posible influir en la respuesta inmunitaria innata por medio de técnicas respiratorias. Para ello, se inyectaron fragmentos de pared celular de bacterias patógenas a dos grupos. El primero era un grupo de control, mientras que el segundo recibió formación por parte de Wim Hof y practicó ejercicios respiratorios específicos. Como resultado, la respuesta inmunitaria se atenuó en los practicantes de la respiración Wim Hof, disminuyendo las reacciones desagradables relacionadas con el reconocimiento de la pared bacteriana por parte del organismo. Entre los otros resultados, cabe destacar el efecto sobre el nivel de hormonas, diferente en los participantes que practicaban la respiración. En concreto, disminuyó el cortisol en los practicantes de Wim Hof (Kox *et al.*, 2014).

Esto me interesó especialmente, dado que el cortisol es una hormona que mantiene el cuerpo en estado de estrés crónico y no desaparece. Dada mi situación, era evidente que me encontraba en ese estado; un análisis de sangre lo confirmó. Entonces, decidí probar este método siguiendo durante varias semanas el programa propuesto.

EL MÉTODO WIM HOF

Para comprender mejor el método Wim Hof, le cedo la palabra a Sébastien Zappa, doctor en Biología e instructor comprometido de este. Me gusta sobre todo su forma de plantear el método, que aborda con placer, pero también con el rigor y la distancia necesarios para entender la práctica.

El método Wim Hof es el resultado de muchas décadas de experimentación por parte de un neerlandés llamado Wim Hof. Este investigador se inspiró en prácticas a veces ancestrales, a veces tradicionales. Las experimentó por sí mismo con asiduidad y las puso a prueba en hazañas fuera de lo común (inmersión en el hielo durante más de dos horas, maratón al norte del círculo polar vestido con un simple *short*, etcétera.). Simplificando estas prácticas y quedándose con un pequeño número de ejercicios, formalizó un método accesible a un mayor número de personas. El método Wim Hof no plantea como objetivo principal a sus practicantes que repitan las mismas proezas, sino que propone herramientas sencillas para mejorar su bienestar en la vida diaria. Se basa en lo que se designa «tres pilares del método»: técnicas respiratorias, exposición (gradual) al frío y preparación mental. Como instructor, me gusta presentar este método como una herramienta para gestionar el estrés, pues estos tres pilares consisten en explorar nuestra relación con el sistema nervioso autónomo. Este último es responsable de regular numerosos parámetros fisiológicos (temperatura corporal, ritmo cardiaco, sistema inmunitario, etcétera) y, *a priori*, escapa al control consciente. En particular, es un indicador fisiológico de nuestro estado de estrés, por así decirlo. La rama ortosimpática se denomina comúnmente «estado de enfrentamiento o huida» y la rama parasimpática suele describirse como «estado de descanso y digestión» o «de descanso y reparación». Si bien el estrés agudo es un reflejo útil que puede salvarnos la vida, el estrés crónico es perjudicial y, cuando se manifiesta, hay riesgo real de fatiga crónica, *burnout* y depresión. Por lo tanto, es importante no permanecer en estado de enfrentamiento o huida permanentemente, sino pasar de ese estado al de descanso y digestión, y a la inversa. En el método Wim Hof, el practicante se ejercita en estas transiciones. Por ejemplo, en los ejercicios respiratorios básicos, la fase de hiperventilación induce el estado parasimpático, como demuestra el aumento del ritmo cardiaco y la producción de hormonas como la epinefrina (adrenalina), la norepinefrina (noradrenalina) y el cortisol. A esta fase la sucede otra de apnea relajada, que estimula el estado parasimpático. Esta alternancia permite al practicante simular fases de estrés agudo y de relajación. Así, deducimos que, entrenado de esta forma, el sistema nervioso autónomo será más capaz de encontrar el camino entre un estado de estrés y un estado de relajación. Es lo que señalan muchos practicantes, que logran dominar su estrés en la vida cotidiana.

Pero esto no es todo. El estado del sistema nervioso autónomo tiene consecuencias en la actividad del sistema inmunitario innato, que también recibe el nombre de «primera línea de defensa» del organismo frente a infecciones (virus, bacterias, etcétera). La segunda línea de defensa es el sistema inmunitario adaptativo. Mientras que el primero provoca una reacción inespecífica, como una inflamación que ayudará a neutralizar la infección, independientemente del agente infeccioso, el segundo provoca una respuesta específica a dicho agente. Hay estudios que han demostrado que practicar el método Wim Hof permite influir en la actividad del sistema inmunitario innato. Esto empezó en 2012 con un estudio dirigido por el propio Wim Hof. Al investigador se le inyectó una endotoxina bacteriana. Era un fragmento de *Escherichia coli*, en concreto la envoltura externa. No se trata de una verdadera infección, ya que no se inyecta una bacteria viva, pero, para el sistema inmunitario, detectar la endotoxina, la envoltura bacteriana, es suficiente para desencadenar una reacción a gran escala. La reacción fisiológica es similar a la que tiene lugar cuando se da una infección real. En sujetos que no practican el método Wim Hof, esta suele consistir en síntomas gripales (fiebre, náuseas, dolor de cabeza y de espalda, etcétera) y un aumento de los marcadores serológicos de la inflamación. En este estudio, Wim Hof practicaba su técnica respiratoria mientras le inyectaban la endotoxina y los investigadores descubrieron que presentaba pocos síntomas y tenía unos marcadores inflamatorios bajos. El mismo equipo de científicos repitió el procedimiento dos años más tarde con personas formadas por Wim Hof [2]. El objetivo era comprobar si las observaciones respecto al creador del método respiratorio eran anecdóticas y resultado de alguna especificidad (genética única, entrenamiento durante muchos años, etcétera) o si se podían generalizar a personas cuya formación en estos ejercicios era reciente. Así, se seleccionó un grupo homogéneo de hombres neerlandeses jóvenes. A algunos de ellos los formó en el método Wim Hof su propio creador durante cinco días y, después, practicaron ellos solos otros cinco días más. El día del experimento, se designó a doce de ellos como grupo de control y a otros doce como grupo de prueba. Todos recibieron la inyección de la endotoxina, aunque los sujetos del grupo de prueba practicaron los ejercicios respiratorios al recibirla y durante las tres horas siguientes. Los resultados fueron concluyentes: el sistema inmunitario innato de los miembros del grupo de prueba no experimentó la misma reacción que el de los del grupo de control. Esto se comprobó tanto mediante criterios subjetivos que los participantes señalaban en un cuestionario (fiebre, náuseas, dolor de cabeza y de espalda, etcétera) como mediante criterios objetivos (disminución de los marcadores inflamatorios o aumento del factor antiinflamatorio). Por último, el modelo propuesto señala que en los miembros del grupo de prueba, que practicaban los ejercicios respiratorios, se dio una notable producción de epinefrina, que a su vez provocó una respuesta antiinflamatoria (en forma de producción de citocina IL-10). Esta respuesta antiinflamatoria se caracteriza por niveles de citoquina proinflamatorios (TNF-alfa, IL-6 e IL-8) relativamente estables, en comparación con los observados en el grupo de control, y una recuperación más rápida de los niveles normales de cortisol y de los síntomas gripales. El importante hallazgo de este estudio nos señala que incluso los individuos recientemente formados en esta práctica, y por lo tanto con poco entrenamiento, pueden ejercer control sobre el sistema nervioso autónomo y el sistema inmunitario innato gracias a ejercicios conscientes.

En lo que a mí respecta, el método Wim Hof se cruzó en mi camino cuando buscaba, sin gran éxito, tratar los síntomas de fatiga crónica y episodios depresivos reiterados. Tras años deambulando por los ámbitos de la medicina y de las terapias alternativas, solo había cosechado decepciones y, más raramente, algún alivio por parte de los dos campos. Tras diagnosticarme enfermedad de Lyme crónica, seguí un tratamiento muy fuerte que, al parecer, logró estabilizarme, pero, al finalizarlo, me dijeron que no había nada más que hacer, que tenía que aprender a convivir con los dolores y las crisis de fatiga y depresión. Cuando estaba digiriendo todo esto, conocí el método Wim Hof y percibí sus beneficios casi de inmediato. Desde entonces, practico casi cada día los tres pilares, una herramienta que me permite gestionar los dolores físicos y el estrés emocional. En especial, noté una inmensa diferencia en los episodios depresivos. Si el método Wim Hof influye en el estado de estrés y en la inflamación, ¿acaso puede actuar sobre la depresión? Nada permite afirmarlo con certeza. Sin embargo, animo a quienes padecen estos problemas a darle una oportunidad a este método. El estrés crónico es muy común, así como la depresión, a pesar de los tabúes que siguen rodeando estas realidades. Evidentemente, no hay que tomarse a la ligera estas cuestiones y no hay que dudar en abordar el problema atacándolo desde todos los frentes y hablando con un psicólogo o un psiquiatra.

La técnica respiratoria central de este método consiste en una serie de entre treinta y cuarenta hiperventilaciones seguida de una apnea con los pulmones vacíos y, luego, de una apnea con los pulmones llenos durante unos quince o treinta segundos. Hay variaciones respecto al número de ciclos, la forma de contar o el tiempo de apnea, pero el efecto es fundamentalmente el mismo. Al hiperventilar, el cuerpo entra en estado de hipoxia debido a la disminución del efecto Bohr, mientras que la oxemia no varía o lo hace mínimamente. Durante la fase de apnea con los pulmones vacíos, el cuerpo activa todos los sistemas de adaptación a la hipoxia, por lo que se produce una hipoxemia considerable. Por último, el regreso del oxígeno devuelve al organismo al estado de calma, pero con una apnea de pulmones llenos que lo mantendrá ligeramente en alerta.

Al recuperar la calma, se rompe el círculo vicioso del estrés. Además, se propone trabajar la habituación al frío y hacer un poco de yoga y de meditación. Estos ejercicios me permitieron recuperarme enseguida y retomar un grado de actividad casi normal. Así, esta producción hormonal repercutió en mi sistema nervioso y pude salir de un estado de debilidad constante. Sin embargo, había que mejorar más cosas.

Mentalmente, estaba tranquilo, todo iba bien, pero seguía experimentando malestar físico. Al intentar comprender por qué y retomar la práctica regular de mis ejercicios de respiración habituales, noté que mi rendimiento había empeorado, en concreto la marcha respiratoria, así como que mi movilidad torácica era menor. Esto último estaba relacionado con mi respiración, que era significativamente más profunda que antes de empezar a seguir el método Wim Hof. Debido a que la parte torácica estaba muy tonificada, no trabajaba realmente la parte abdominal al respirar. Cuando fui consciente de ello, procuré mejorarlo, pero fue más complicado de lo previsto, así que le pedí consejo a un amigo osteópata que también tiene una titulación en Biomecánica.

Su enfoque es muy diferente al de los médicos a los que suelo consultar. Sigue un método más holístico y menos riguroso desde un punto de vista biomecánico. No es que no sepa hacerlo, sino que en su método esto no resulta de interés en su método. Tras el diagnóstico, tenía las costillas y las cervicales bloqueadas; los problemas venían del diafragma. Era probable que practicar intensamente el método Wim Hof no hubiera ayudado, ya que fomenta este tipo de tensiones debido al ritmo de la respiración y a la mecánica de inhalación a la que obliga. Después de poner la zona en movimiento, logré respirar con normalidad usando el abdomen. Poco a poco, desapareció mi malestar. Este se debía a las tensiones tisulares justo encima del esternón. Al relajar los tejidos, se desvanecieron por completo.

EL EFECTO DE LAS TENSIONES CORPORALES EN EL SISTEMA NERVIOSO

Hay que prestar atención. Un desequilibrio debido a prácticas respiratorias demasiado intensivas puede generar problemas psicológicos. Al pensar en ello, parecía posible que tuviera relación, dado que, como el tejido conjuntivo está vinculado al sistema nervioso vegetativo, estimularlo en exceso puede provocar estrés. El vínculo entre ansiedad y tensión muscular es una realidad reconocida desde hace mucho, al menos desde un punto de vista descendente (Pluess *et al.*, 2009). La ansiedad causa tensiones musculares en la articulación temporomandibular, parpadeos más frecuentes y crispación asimétrica del rostro, además de influir en la respiración, como es evidente. La ansiedad contribuye así a incrementar la actividad de los músculos respiratorios y la frecuencia ventilatoria. También puede provocar cefaleas tensionales, que en aquel momento yo padecía a menudo.

Lo que viene a continuación procede de una hipótesis de trabajo basada en estos hechos. El estado ansioso está ligado a manifestaciones físicas. Si tenemos ansiedad, el cuerpo manifiesta síntomas. Así, aunque la causa de la ansiedad haya desaparecido, las consecuencias físicas siguen ahí y hacen perdurar ese estado. Por lo tanto, si la causa ya no está presente, es evidente que hay que intervenir sobre el cuerpo para que el cerebro deje de detectar la ansiedad. Eso es lo que me propuse hacer.

LA IMPORTANCIA DE QUE HAYA VARIEDAD DE ESTÍMULOS PARA DESPEJAR LA MENTE

Volvamos a lo que dice la literatura respecto a la idea de actuar sobre el cuerpo para disminuir la ansiedad. Para empezar, ha quedado demostrado que relajar los músculos por medio de masajes o estiramientos reduce la ansiedad. Además, la respiración abdominal la disminuye, así como el bostezo. Esto se debe al estiramiento de las fascias vinculadas al diafragma; al relajarse, desaparece la sensación de ansiedad.

La lógica es sencilla: actuar de modo que el cerebro no emita la señal de estrés. Esto puede lograrse gracias a las hormonas, como hace el método Wim Hof, pero también con ejercicios respiratorios que influyan en el sistema nervioso autónomo. Sin embargo, es necesario que el cuerpo deje de indicar al cerebro que se encuentra en un estado de ansiedad. Para ello, habrá que recurrir al trabajo respiratorio, que influirá en la dinámica muscular, así como a masajes y estiramientos. En pocas palabras, así es como descubrí que el cuerpo puede influir en el sistema nervioso. Pero eso no fue todo.

En esa misma época, Konstantín Komarov oyó hablar del método Wim Hof y le dije que yo lo practicaba con regularidad. Aquel invierno él se iba a alojar en mi casa para dirigir un curso. En aquella época, yo me bañaba varias veces a la semana en albercas cuya agua estaba más o menos de 4-5 °C. No es una temperatura extrema, pero los sistemas de adaptación al frío se activan a partir de los doce grados. Yo trabajaba estos sistemas y eso me hacía sentir muy bien. Cuando llegó Konstantín, hablamos de esta práctica y me planteó esta pregunta: «¿Por qué practicas esa respiración y te das esos baños?». Le dije que porque me hacía sentir bien y que el hecho de someterme a esa disciplina me obligaba a mejorar. Su respuesta fue lapidaria: «Drogas y habituación, eso es lo que te ofrece esa práctica». Yo no entendí lo que quería decir y le pregunté por qué era una droga. Entonces, él quiso saber por qué me hacía sentir bien. Respondí que la exposición al frío y el trabajo respiratorio producían hormonas, entre otras, endorfinas. Entonces, me preguntó lo siguiente: «¿Cómo funciona una droga?». Claro, eso era obvio. Las drogas, como las hormonas, actúan en el sistema nervioso y nos hacen sentir bien. Provocar voluntariamente su producción da el mismo resultado. A la tercera pregunta aquello empezó a resultar algo molesto: «¿Ahora practicas más que al principio?». Evidentemente, sí. Para sentir el mismo efecto, tenía que esforzarme mucho más. Es el principio de la adicción. Él tenía razón.

A continuación, Konstantín se centró en el segundo aspecto: la disciplina. Cuando practicamos algo todos los días, deja de suponer un esfuerzo mental: se convierte en un hábito, y los hábitos acaban con la capacidad de adaptación. Esta capacidad de adaptación es un elemento específico de *systema*, pues ocupa el lugar central de la filosofía de la disciplina. No me adapté de inmediato. Al principio, intenté cambiar el tipo de ejercicio que hacía cada dos o tres días. En realidad, resultó difícil. No me parecía sencillo darme baños fríos en invierno, pero acabé constatando que era mucho más complicado de mantener tomarse el mismo tiempo para ir a correr un día, practicar ejercicios de apnea bajo ciertas limitaciones al día siguiente y hacer una sesión de musculatura después. Desde entonces, no sigo una rutina. Me fuerzo a sacar tiempo para practicar todos los días, pero procuro rotar los ejercicios y el nivel de dificultad con cierta regularidad. Por ejemplo, una semana me dedico a ejercicios más musculares, otra me centro en los respiratorios y luego me tomo un tiempo para leer y estudiar.

En cuanto al método Wim Hof, ahora solo lo practico para preparar la llegada del invierno. En cuanto las temperaturas bajan en otoño y al principio del invierno, vuelvo a las duchas y baños fríos y retomo los ejercicios de respiración. Eso evita que caiga enfermo; al menos, desde que lo practico, no me pongo mal en invierno, mientras que antes siempre acababa con alguna dolencia. El resto del tiempo no practico, salvo que tenga alguna necesidad específica (o que se me averíe la caldera), como todas las técnicas respiratorias a las que suelo recurrir.

Llegados a este punto, no te costará deducir que las técnicas respiratorias tomadas por sí solas o puntualmente no funcionan. Para que sean eficaces, tienen que ser lo menos contradictorias posible con el cuerpo o, más bien, con su estado de tensión. Si no es así, la estimulación ligada a la tensión de los músculos tenderá a imponerse a la técnica respiratoria. Por eso, es importante trabajar la respiración de forma global a fin de que esas tensiones se relajen a medida que se avanza en la práctica. Después, al aplicar diferentes técnicas, tendremos un acceso más directo al sistema nervioso vegetativo, lo que nos permitirá conseguir el resultado deseado. De hecho, como en toda disciplina, entrenar mejora la eficacia, y eliminar los gestos y acciones innecesarios favorece que la práctica sea óptima.

EL SUEÑO, INDICADOR DE UNA BUENA RESPIRACIÓN

¿Cómo saber si la respiración es buena? El sueño es un indicador fiable. Si logras conciliar el sueño con facilidad siguiendo técnicas respiratorias cuando sientes estrés, tu respiración es adecuada. Al contrario, si te cuesta trabajo dormir, tu sistema nervioso está demasiado activo y, por lo tanto, tu cuerpo se impone al control voluntario que pretendes ejercer a través de la respiración. Tendrás que solucionar esto para que las técnicas resulten eficaces.

EJERCICIO
4-7-8

El método 4-7-8 procede del pranayama, pero se ha popularizado gracias al doctor Weil. Se utiliza para conciliar el sueño y, en líneas generales, para relajarse. Bien ejecutado, estimula el sistema parasimpático y favorece el descanso. Sin embargo, no es eso lo que me interesa, sino lo que implica practicarlo eficazmente.

A menudo, me dicen que no funciona y que provoca más estrés que calma. ¡Y es cierto! Si tu respiración no es buena, este método no servirá para tranquilizarte. Los tiempos en apnea son muy largos y también lo es el ciclo respiratorio.

Sin embargo, si trabajaste correctamente tu respiración, obtendrás todos los beneficios del método.

Te explicamos cómo ejecutarlo.

— Inhala en cuatro tiempos por la nariz, pero ¡no superes el volumen de aire habitual!
— Contén la respiración durante siete tiempos.
— A continuación, exhala por la nariz durante ocho tiempos, pero sin superar el volumen normal.
— Repítelo una decena de veces.

Es indispensable que respetes tu volumen de aire habitual. De hecho, tan pronto como lo superes, tu cerebro recibirá señales de estrés, anulando todos tus esfuerzos. Además, existe otra particularidad: no tiene por qué haber el mismo caudal en cada tiempo. El caudal inhalatorio y el exhalatorio disminuyen con el tiempo, de modo que en el último tiempo el volumen debe ser muy bajo. Así, la siguiente fase no supone un gran esfuerzo. Esto evita que el sistema se excite al cambiar de fase respiratoria. ¡Dominar las transiciones de ciclo es una condición necesaria para que esta técnica resulte eficaz!

No dudes en practicar esta respiración para conciliar el sueño, pero también para relajarte rápidamente.

EL OXÍGENO, LA MOLÉCULA DE LA RESPIRACIÓN

El oxígeno, o más bien el dioxígeno, es la molécula que permite al metabolismo energético funcionar correctamente, al menos en los organismos aerobios. Sin embargo, no todos los organismos lo requieren para subsistir. Peor aún, ¡en algunos casos, el oxígeno es una molécula tóxica! De hecho, este gas fue la causa de una de las primeras extinciones masivas en la Tierra. Cuando aparecieron organismos fotosintéticos que posibilitaron que se acumulara oxígeno en este planeta, dicha acumulación eliminó a todos los organismos que no habían estado en contacto con el oxígeno hasta entonces. Esto permitió a los organismos aerobios colonizar el planeta y evolucionar hasta nuestros días. Por lo tanto, el oxígeno no siempre es una molécula que haga posible la vida. Dicho esto, en el caso que nos interesa, es decir, en el nuestro, es indispensable. *A priori*, es la molécula más importante de la respiración.

Sin embargo, algo no cuadraba en mi manera de entender la química de la respiración. Para empezar, descubrí que ciertas técnicas respiratorias que prolongan de forma relativamente importante la respiración para calmar el sistema nervioso vegetativo no funcionaban bien en mi caso; a menudo, me estresaban en lugar de tranquilizarme. Además, la mayoría de las técnicas respiratorias que practicaba entonces, tanto de *systema* como del método Wim Hof, no eran coherentes con la idea de situar el oxígeno en el centro de nuestra respiración.

¿INHALACIÓN O EXHALACIÓN?

Por ejemplo, en *systema*, para recuperarnos deprisa, expulsamos la mayor cantidad de aire posible y tomamos muy poco al inhalar. Sin embargo, después de un esfuerzo, tendemos a pensar que necesitamos más oxígeno para recuperarnos. En el caso del método Wim Hof, superé los cinco minutos de apnea con los pulmones vacíos (después de exhalar). Por lo tanto, no había conexión entre el oxígeno y el rendimiento; en cambio, sí parecía haberla entre la ventilación y el rendimiento, así que quise comprender mejor estos mecanismos y resultó que el funcionamiento de la regulación de la respiración era bastante contradictorio. Entender cómo funciona aclara muchos de los efectos obtenidos mediante técnicas respiratorias y, sobre todo, abre la puerta a optimizar el rendimiento.

Mi primera sorpresa fue que, aunque resulte paradójico, tenemos muy pocos sistemas que reaccionen directamente a la cantidad de oxígeno presente en el cuerpo. En realidad, solo disponemos de uno. Un ejemplo muy destacado nos lo brindó un estudio sobre los efectos del covid-19. Los médicos se sorprendieron al detectar pacientes con una vida normal, sin cambios en la respiración, pero con un nivel muy bajo de oxígeno en la sangre. A pesar de ello, su ventilación no se veía afectada y no respiraban más rápido. El único indicio de problemas era que tenían dificultades respiratorias al hacer un esfuerzo. Los médicos llamaron a esta ausencia de síntomas «hipoxia feliz» (UR y Verma, 2020). La razón de este estado, aunque está por confirmar, está relacionada con los receptores del oxígeno. El virus ataca la zona cerebral que procesa la señal proveniente de los cuerpos carotídeos, desregulando por completo la adaptación al nivel de oxígeno. Por otra parte, esta zona es la misma que la del gusto, que puede perderse durante la infección por covid-19.

Así pues, ¿qué sistemas nos hacen aumentar o disminuir nuestra ventilación si no son los receptores de oxígeno? ¿Qué es lo que identificamos como falta de aire?

De hecho, y la paradoja está servida, reaccionamos de forma mucho más directa al dióxido de carbono que al oxígeno. Tenemos dos sistemas para ello: los receptores directos y los indirectos. Los primeros son receptores periféricos situados en la carótida y detectan directamente la presión parcial de CO_2 en la sangre. Los segundos son quimiorreceptores situados en diversos lugares en el tronco cerebral, así como en el hipotálamo, el cerebelo y el mesencéfalo, y reaccionan a la acidificación del pH sanguíneo. Cuando el CO_2 se disuelve en la sangre, forma un ion de bicarbonato y libera un protón, que es el responsable de la acidificación del pH sanguíneo. La respuesta a la variación de CO_2 es muy rápida en comparación con la respuesta a la falta de oxígeno. Así, si contienes la respiración y no tienes práctica, la sensación que te hará retomarla se debe al aumento de la tasa de CO_2 en la sangre. Por lo tanto, no se trata de que falte oxígeno. Los apneístas, por ejemplo, están mucho más acostumbrados a esta sensación respecto a las personas no entrenadas.

EL NIVEL NORMAL DE SATURACIÓN DE OXÍGENO SE SITÚA ENTRE EL 95 Y EL 99 %

Por otra parte, si dispones de un oxímetro (si no lo tienes y quieres trabajar tu respiración, es una buena inversión), podrás comprobarlo con mucha facilidad. Inhala, exhala y contén la respiración. Entonces, observa tu tasa de saturación de oxígeno, cuyo nivel normal se sitúa entre el 95 y el 99 %. Cuando no puedas más, respira de nuevo y comprueba si el nivel ha cambiado. Si has aguantado alrededor de treinta segundos en apnea con los pulmones vacíos, tu saturación no habrá variado en absoluto. Esto demuestra que no es la falta de oxígeno lo que te impulsa a retomar la respiración. Por lo tanto, sientes la obligación de respirar mucho antes de que te falte oxígeno en el cuerpo.

Como indicador, nuestro cuerpo posee receptores específicos de CO_2 que provocan un reflejo de hiperventilación cuando hay demasiado CO_2 presente. Este conocido fenómeno se aprovecha, por ejemplo, en reanimación, donde a veces se utilizan botellas de oxígeno con un 5% de CO_2 para obligar al cuerpo a volver a ventilar. La respiración boca a boca también es una técnica curiosa, ya que, cada vez que espiramos en la persona a la que reanimamos, aumentamos la cantidad de CO_2 en su cuerpo y, por lo tanto, contribuimos a provocar el reflejo de ventilación en la persona, que intentará expulsar el aire.

Puede parecer extraño reaccionar así, pero hay una explicación lógica. Cuando el oxígeno llega a las células, se utiliza en la reacción que convierte los azúcares en energía. Durante las diferentes reacciones, este oxígeno se une a un carbono derivado de estos azúcares para formar CO_2. El CO_2 se disuelve en el líquido intersticial o lo recoge la hemoglobina para llevarlo a los pulmones. En reposo, la cantidad de CO_2 en el organismo es constante. Ahora bien, ¿qué sucede cuando aumenta la demanda de energía? Se metabolizarán más azúcares para generar energía y, por lo tanto, se liberará más CO_2. Sin embargo, si la respiración no se adapta, enseguida dejará de haber oxígeno suficiente para regenerar la energía. Por lo tanto, la respiración debe adaptarse por medio de la aceleración del metabolismo. Esta velocidad de adaptación, *a priori*, no sería posible con el oxígeno. De hecho, nuestras reservas nos permiten resistir durante mucho tiempo antes de que haya un problema. En apnea con los pulmones vacíos, después de haber hiperventilado, como en las respiraciones de Wim Hof, es necesario esperar dos o tres minutos para que se detecte un descenso considerable de la saturación de oxígeno en la sangre arterial. Por lo tanto, es más eficaz detectar las variaciones de CO_2 que dependen directamente de la actividad metabólica que las del O_2, que se ha acumulado para soportar una escasez transitoria.

EL CO2 ES UNA MOLÉCULA CLAVE PARA REGULAR LA RESPIRACIÓN, ¡MÁS QUE EL OXÍGENO!

El cuerpo, al intentar expulsar el CO_2 cada vez más rápido, se verá forzado a acelerar la frecuencia ventilatoria y aumentar así la cantidad de oxígeno que llega a las células. Así pues, el CO_2 es una molécula clave para regular la respiración, ¡más que el oxígeno! Sin embargo, suele creerse que el CO_2 no es más que un residuo que hay que eliminar. No es tan sencillo. De hecho, el CO_2 es un elemento esencial de la respiración y probablemente de nuestra salud en general. Seguro que una molécula tan importante despierta nuestro interés.

El dióxido de carbono, cuya fórmula química es CO_2, es un compuesto que contiene un átomo de carbono y dos átomos de oxígeno. Fue uno de los primeros gases identificados en la composición del aire. En el siglo XVII, el químico flamenco Van Helmont se dio cuenta de que, al quemar carbón en una vasija cerrada, la masa total de las cenizas es inferior a la masa del carbón. Dedujo entonces que una parte de esa masa se transforma en gas. En 1781, el químico francés Lavoisier demostró que el CO_2 estaba relacionado con la combustión del carbono mediante el oxígeno.

En forma de gas, se utiliza para gasificar las bebidas, apagar fuegos, conservar la carne, etcétera. Químicamente, el CO_2

es una vez y media más pesado que el aire, por lo que, si se acumula, lo hará más cerca del suelo que el oxígeno. Respirar aire con más del 6 % de CO_2 durante más de quince minutos es mortal para el ser humano.

El CO_2 está presente en la atmósfera desde el origen de la Tierra. Hace tres o cuatro mil millones de años estaba presente en la atmósfera terrestre en un porcentaje del 10 al 15 %. La presencia de cianobacterias que realizan la fotosíntesis permitió rebajar el CO_2 a un nivel en el que la vida aerobia pudo aparecer y evolucionar. En efecto, la fotosíntesis es el único medio natural de utilizar fácilmente el carbono en forma gaseosa para convertirlo en azúcares asimilables por el organismo para su crecimiento. Por consiguiente, la presencia de CO_2 en la atmósfera permitió que estos organismos prosperaran sin competir con otros.

En la actualidad, la tasa global es la misma que hace dos mil millones de años. Es decir, el porcentaje de CO_2 atmosférico es del 0.04 %, una cifra muy alejada del 15 % anterior. Esto es lo que permite la respiración. Sin embargo, esta cifra está aumentando ligeramente debido a las emisiones humanas. Así, al respirar inhalamos CO_2.

El metabolismo respiratorio es el conjunto de los procesos enzimáticos que conducen a la transformación de las fuentes de carbono para generar ATP. Esta molécula debe regenerarse constantemente tras su uso para reutilizarse. Durante estas reacciones, se forma CO_2 como subproducto a partir de la degradación de la fuente de carbono y del oxígeno. Este CO_2 quedará fijado en la hemoglobina o se disolverá en la sangre y se expulsará a través de los pulmones.

En lo que respecta a la fuente de carbono, esta puede consistir en nutrientes directamente provenientes de la alimentación, pero también de las grasas que almacenamos. Así, con la respiración eliminamos el carbono almacenado en forma de grasa convirtiéndolo en CO_2. Técnicamente, estás consumiendo reservas de grasas al respirar.

Entonces, el CO_2 y la respiración están conectados, mucho más allá de la simple eliminación de un residuo. ¿Qué importancia tiene esto para mejorar la respiración?

Ya mencionamos brevemente el efecto Bohr, un fenómeno que relaciona la concentración de dióxido de carbono en los tejidos y la liberación del oxígeno unido a la hemoglobina cerca de estos tejidos. En resumen, cuanto más CO_2 haya en los tejidos y en la sangre, más fácilmente se libera el oxígeno de la hemoglobina y, por lo tanto, más disponible está para que las células lo asimilen. Es lógico, ya que, si hay mucho CO_2, la actividad metabólica es intensa y, por lo tanto, también la necesidad de oxígeno. Por consiguiente, para oxigenar correctamente los tejidos, se necesita CO_2. *A priori*, no debería suponer ningún problema, ya que esto ocurre de forma natural, pero, en realidad, es más complicado de lo que parece.

En efecto, si la respiración es buena, entonces no hay inconveniente. En cambio, si presenta cierta irregularidad, se manifestará un fenómeno problemático: el CO_2 se ventilará muy deprisa y, por lo tanto, se expulsará de los tejidos periféricos a gran velocidad, lo que tendrá graves repercusiones.

¿QUÉ ES UNA MALA RESPIRACIÓN?

Antes de explicarlo, veamos qué es lo que yo entiendo por mala respiración. Cuando hablamos sobre la mecánica respiratoria, vimos que el diafragma debe estar lo más libre posible para moverse con holgura. La amplitud de movimiento permite que la ventilación sea progresiva y la frecuencia respiratoria, relativamente baja. ¿Qué sucede cuando el diafragma no está relajado, sino muy contraído? Su amplitud disminuye y, para compensar, la frecuencia respiratoria aumenta. Es lo que llamo «respiración desregulada», en la que un fenómeno mecánico influye en la regulación de la frecuencia respiratoria. Este es el principio de una serie de problemas, ya que comienza un círculo vicioso. El nivel de CO_2 presente en la sangre baja y los receptores de CO_2 se vuelven muy sensibles. Al no estar lo bastante expuestos, reaccionarán a concentraciones cada vez más bajas, desencadenando una respiración cada vez más rápida. ¿Cuáles serán las consecuencias si esto persiste en el tiempo? Como tus receptores son más sensibles, pondrán en marcha adaptaciones (que hemos detallado antes) para evacuar ese CO_2 que se percibe como si estuviera demasiado concentrado aunque esté a un nivel normal. Así, el nivel de CO_2 se vuelve demasiado bajo en relación con las necesidades reales de los tejidos. Por lo tanto, los tejidos manifestarán una carencia constante de CO_2, lo que hará que los intercambios locales de oxígeno sean menos eficaces.

Hay que señalar que existe una enfermedad conocida como «hiperoxia crónica», pero todavía está muy infradiagnosticada (Tavel, 2021). Consiste en que los receptores de CO_2 son muy sensibles, lo que implica una mala gestión de la ventilación, a la vez que los receptores del oxígeno se vuelven poco sensibles, lo que desregula la adaptación de la ventilación. La consecuencia de esta respiración desregulada es la sensación de flacidez y cansancio sin razón aparente. Y, evidentemente, cuanto más sensible seas al CO_2, más aumentará tu frecuencia respiratoria y más difícil será que recuperes la normalidad. De hecho, estarás en un estado de hiperventilación constante, lo que resulta incompatible con la buena salud. Es la lógica del método Buteyko, del que hablaremos en los próximos capítulos.

Esto nos lleva de nuevo al método Wim Hof. Recordemos que la técnica consiste en hacer una serie de hiperventilaciones antes de practicar la apnea con los pulmones vacíos. Se suele creer que estas hiperventilaciones cargan el cuerpo de oxígeno, aunque en realidad no es lo que sucede. Al hiperventilar, disminuye drásticamente la cantidad de CO_2 en el cuerpo, lo que retrasa la activación del reflejo respiratorio, y eso posibilita mantener más tiempo la apnea. Aguantar la respiración mucho tiempo obliga al cuerpo a consumir el oxígeno disponible en su interior, en primer lugar el que se ha adherido a la hemoglobina. Así, la saturación de oxígeno de la hemoglobina va disminuyendo hasta un porcentaje inferior al 60%. Es entonces cuando los detectores del nivel de oxígeno entran en juego y hacen reaccionar el cuerpo sometiéndolo a estrés. Como respuesta, el cuerpo produce hormonas que aportan energía y bienestar a la persona (último intento para que sea capaz de calmarse y de reaccionar, y así evitar la muerte). En concreto, el cerebro cree que va a morir por falta de oxígeno y, por lo tanto, reacciona. En ningún caso las hiperventilaciones son un medio para oxigenarse mejor. Por otra parte, al practicar esta técnica, se producen efectos corporales extraños, como parestesias o alucinaciones, los cuales no son indicios de un cuerpo y un cerebro correctamente oxigenados. En mi caso, tuve una experiencia cercana a este estado cuando, durante un combate de *jiu-jitsu* brasileño, me aplicaron un estrangulamiento sanguíneo demasiado prolongado. Estas técnicas evitan que la sangre llegue al cerebro y, por lo tanto, que se oxigene. Uno se desmaya después de unos diez segundos. Sin embargo, justo antes, el estado en el que uno se encuentra es muy similar al experimentado durante la apnea que sigue a una larga hiperventilación, más bien agradable.

Por último, un ejemplo muy conocido de hiperventilación es el ataque de pánico. En este caso, se hace que la persona respire dentro de una bolsa para que vuelva a inhalar CO_2 ¡y evitar así que se desmaye por falta de oxígeno!

Por tanto, tras ver estos casos, comprendemos que hiperventilar continuamente enseguida planteará problemas de salud. La literatura científica está empezando a interesarse en este problema.

Como es evidente, un factor agravante es el estrés, que induce una respiración rápida y superficial, ideal para eliminar el dióxido de carbono. Otro factor agravante es no respirar por la nariz, sino por la boca, en cuyo caso la respiración es demasiado rápida y la ventilación, excesiva. En consecuencia, el CO_2 se elimina demasiado deprisa.

Así pues, ¿qué sucede si pretendemos hacerlo al revés, es decir, aumentar la cantidad de CO_2 en el cuerpo? Esto es lo que busca el método Buteyko, pero también se puede recurrir a las prácticas tradicionales. En el pranayama, la práctica energética del yoga basada en el trabajo respiratorio, hay muchas prácticas largas que consisten en ventilar cada vez menos en combinación con retener la respiración. Así, se aumenta el nivel de CO_2 en el cuerpo y se desensibilizan los receptores de este gas. El resultado es la mejora de la salud y de las capacidades físicas. De forma empírica, los indios han demostrado este principio: la salud pasa por gestionar bien el nivel de CO_2 en el cuerpo y disminuir la frecuencia respiratoria.

Por otra parte, es curioso que en las diferentes especies de mamíferos haya una fuerte correlación entre la esperanza de vida y la frecuencia respiratoria. Así, un ratón, un perro, un ser humano y una ballena respiran 150, 50, 12 y 5 veces por minuto respectivamente, con una duración media de vida de 2, 12, 75 y 100 años. Una teoría es que, como la actividad metabólica guarda relación con el oxígeno disponible, cuanto más rápida sea la respiración, más activo está el organismo y más deprisa envejece. Sin embargo, por ahora, estas observaciones son más una curiosidad que otra cosa.

EJERCICIO
PROLONGAR LA RESPIRACIÓN

Ralentizar la respiración es una excelente manera de evitar la hiperventilación y mejorar la tolerancia al CO_2. Para entrenar, haremos un ejercicio consistente en prolongar la respiración.

Este ejercicio tiene lugar en posición sentada y dura unos veinte minutos. Durante la sesión, hay que respirar solo por la nariz.

- Inhala durante un tiempo y exhala durante un tiempo.
- Haz una pausa de dos tiempos al final de la exhalación.
- Luego, inhala durante dos tiempos y exhala durante dos tiempos.
- Mantén la pausa de dos tiempos al final de la exhalación.
- Continúa aumentando un tiempo en cada ocasión y mantén la pausa de dos tiempos al final de la exhalación.
- Intenta alcanzar treinta tiempos en una inhalación y otros treinta tiempos en una exhalación, manteniéndote así durante al menos cinco minutos.

Este ejercicio es difícil, por lo que es importante ir poco a poco y no dejar que se acumulen las dificultades a medida que pasa el tiempo. Presta atención a las transiciones entre inhalación y exhalación. Debes encontrar el movimiento adecuado para que no te generen tensión. Finalmente, si en algún momento no puedes más, haz una respiración explosiva para recuperarte y retoma el ejercicio un tiempo o dos por debajo del nivel que te resultó crítico.

Muy pronto, descubrirás que tu resistencia ha mejorado y que tienes más energía y menos estrés.

MOVERSE CON LA RESPIRACIÓN

Después de estudiar las diferentes facetas de la respiración y sus efectos, me resultó evidente que esta es mucho más importante de lo que imaginábamos. Debido a su funcionamiento, me pareció interesante probar moverme con la respiración, y no en paralelo con ella o en oposición. Evidentemente, esa es la propuesta de *systema*, pero la idea era ir más lejos, tanto en la manera de entender el movimiento como en la investigación de la optimización de nuestra forma de movernos.

MEDIR EL EFECTO DE LA RESPIRACIÓN POR EL MOVIMIENTO

Desde el inicio de esta investigación, me rodeé de un equipo de kinesiterapeutas que aportó muy buenos indicadores corporales sobre los efectos de las técnicas experimentadas, lo que permitía comprender muchos aspectos de forma empírica. Al intentar vincular la respiración a los principales ejes de movilidad, se relaja el cuerpo en gran medida. Sin embargo, faltaba precisión y racionalización en estas observaciones. Contacté entonces con un experto en biomecánica y trabajo postural, el doctor Xavier Delannoy.

Xavier es muy reconocido en el ámbito del deporte y de la rehabilitación. Junto con su asociado, Galo, creó una *start-up* dedicada al estudio del movimiento con un planteamiento muy innovador. Gracias a una serie de pruebas filmadas en 3D y a plataformas de fuerza, pueden establecer con mucha precisión cómo se mueve una persona, determinar cómo se reparten por la estructura las limitaciones mecánicas vinculadas al movimiento y cómo se genera un gesto.

Conocía a Xavier desde hacía unos años gracias a las artes marciales, que él practicaba desde hacía mucho, aunque no habíamos tenido ocasión de trabajar juntos. Xavier vino a verme mientras yo impartía un curso de *systema*; le interesaba el modo especial de moverse de los maestros de ese estilo. A medida que avanzaba el curso, llegó a la misma conclusión que yo: la forma de moverse era diferente a la de las demás disciplinas que conocíamos, marciales o no, con la salvedad de que, debido a su mirada como especialista, él era capaz de identificar fácilmente esas diferencias. Lo mejor es cederle la palabra.

Hace unos años, Galo y yo iniciamos nuestros proyectos de investigación tras conocernos en la oficina del Laboratorio de Análisis y Arquitectura de Sistemas (LAAS-CNRS, por sus siglas en inglés), en Toulouse. Simpatizamos enseguida y empezamos a pensar en un modelo complejo que nos ayudara a comprender las dimensiones del ser humano. Gracias a esta experiencia, creamos nuestra empresa especializada en ingeniería médica, medicina computacional y biomecánica humana (HuMET).

A pesar de todo este trabajo de modelización, nos interesamos en las estrategias de ventilación al final de nuestros proyectos. En un sujeto sano, estas estrategias están en gran medida determinadas por la postura del tronco, el morfotipo, los aprendizajes motores, el estado emocional y el tipo de personalidad.

Personalmente, la práctica de las artes marciales —y, más en concreto, de *systema*— me hizo tomar conciencia de la importancia de la respiración a la hora de gestionar el movimiento y la postura. Una respiración adaptada mejoraba mi esquema de verticalización y rebajaba mi estado de tensión física y psicológica durante los ejercicios de oposición (randori).

Por lo tanto, la respiración era muy importante, pero se le estudiaba poco en relación con la postura y el movimiento. Así, Galo y yo empezamos a investigar las relaciones entre la ventilación y las alteraciones del aparato locomotor.

Trabajos anteriores de otros investigadores y médicos habían demostrado que las enfermedades respiratorias, ya sean funcionales o estructurales, limitan las capacidades de verticalización y de estabilización del tronco. Y a la inversa: las anomalías estructurales del tronco (obesidad, escoliosis, cifosis torácica, etcétera) o funcionales (disfunciones musculares) disminuyen la capacidad de ventilación. De hecho, algunos músculos están subordinados a varias funciones fisiológicas. Por lo tanto, existe una competencia de control sobre estos activadores musculares.

La evaluación de la respiración a partir de la exploración funcional ya era una realidad muy codificada, y los médicos neumólogos o fisiólogos la conocían muy bien. Pero esto no nos aportaba nada sobre la relación entre la ventilación y los problemas musculoesqueléticos del aparato locomotor.

En el ámbito de la biomecánica humana, los investigadores tendían a ignorar los movimientos respiratorios y se concentraban fundamentalmente en evaluar parámetros mecánicos, como las fuerzas aplicadas sobre el cuerpo.

Sin embargo, existe una alteración postural de origen ventilatorio en toda la cadena cinemática de la persona. Nuestros colegas apenas la habían explorado, por lo que decidimos estudiar las interacciones entre ventilación y postura.

En nuestro modelo de estudio del movimiento y la postura, cuantificamos la estabilidad mecánica del centro de gravedad del sujeto con plataformas de fuerza. Las plataformas registran los componentes de la fuerza de reacción en el suelo, ya que existe una relación entre el centro de presión de estas fuerzas y la posición del centro de gravedad de una persona que lucha contra la gravedad mientras está de pie o en movimiento.

Al poner como ejemplo la posición de pie, observamos que, cuanto menos oscila el sujeto, menor es la superficie de estabilidad en el suelo, menor la velocidad promedio de oscilación y más estable mecánicamente el sujeto. Así pues, podemos estimar la capacidad del sujeto para estabilizarse en diferentes condiciones de ventilación. Su rendimiento dependerá de la compensación de los movimientos respiratorios que pueda gestionar. En función de la intensidad de la respiración, determinaremos las ratios entre las diferentes condiciones, así como normas para los sujetos sanos y el límite (umbral) para los sujetos patológicos.

Si abordamos la respiración en *systema*, esta permite desarrollar el eje central del cuerpo y aprovecharlo durante los movimientos. En un movimiento normal, un miembro conocido como «postural» (rígido y fijo) se apoya en el suelo y otro miembro o parte del cuerpo conocido como «fásico» (flexible y móvil) hace el movimiento. En *systema*, y en algunas artes marciales japonesas antiguas, el eje central (cabeza-cuello-tronco) es la parte postural fundamentalmente, mientras que los miembros son las partes fásicas. El practicante que utiliza esta forma de desplazarse está obligado a recurrir a su eje central, y eso solo es posible respirando de una manera determinada. Dominar esta respiración permite desplazarse mejor (minimiza el trabajo del miembro de apoyo en el suelo) y más libremente (libera los miembros).

Por el contrario, podemos plantear la hipótesis de que las ventilaciones erróneas están vinculadas a movimientos y posturas anómalos.

Por lo tanto, hay una relación cuantificable entre ciertas dolencias posturales (uso excesivo de los músculos antigravitatorios, fallos de alineación de segmentos del cuerpo, etcétera) y la ventilación mal adaptada. El objetivo de nuestras investigaciones será desarrollar técnicas específicas de rehabilitación de la respiración en estas situaciones.

Así, la postura respiratoria no solo permite cambiar el modo de moverse, sino también de sostenerse. Por ejemplo, ¿sabías que los músculos de las pantorrillas y los muslos ya no presentan tensión alguna en reposo? Una vez adoptada esta nueva postura, alguien más pesado que tú podrá subirse a tus muslos y pantorrillas sin causarte el menor dolor. Esto implica un cambio en el grado de movilidad de la cadera y de la pelvis, así como de la postura de la región lumbar. Todos estos cambios influyen en gran medida en la manera de moverse. Esto tiene una gran repercusión en el rendimiento deportivo. Si observamos a la mayoría de los grandes genios del deporte, diferenciamos dos tipos de jugadores. El primero es un monstruo de la preparación física. El ejemplo actual más claro es Cristiano Ronaldo. Este tipo de jugador lleva al límite lo que un cuerpo organizado puede hacer en términos de musculación y de coordinación. El segundo se diferencia por el movimiento. El ejemplo opuesto a Ronaldo es Lionel Messi. Su capacidad de hacer movimientos que nadie puede hacer, y aún menos anticipar, se debe a su particular manera de moverse. ¿Cómo se desplazan estos jugadores?

La clave está en una postura basada en la respiración, que permite una gran libertad de la pelvis y una gran precisión en los movimientos ejecutables por la parte baja del cuerpo.

Además, las fuerzas están mucho mejor repartidas por toda la estructura, lo que permite adaptarse mucho mejor al movimiento.

Así, numerosos dolores posturales se pueden solucionar cambiando el esquema postural a través de la respiración. ¿Cómo se hace esto? Naturalmente, cuando hay que generar un movimiento, la mayoría de la gente se orienta hacia su centro de gravedad. Tomando como ejemplo una flexión, tendemos a tensar el cuerpo en el abdomen, lo que permite estructurar el conjunto del cuerpo.

Moverse en función de la respiración es justo lo contrario. Para sentirlo al comenzar, en una inhalación, buscaremos prolongar el movimiento inhalatorio estirando los brazos y las piernas. El resultado es que la sensación de esfuerzo se concentra en las extremidades, y no en el centro. Retomando el ejemplo de la flexión, empieza bocabajo con los puños cerrados, inhala y luego intenta estirar los brazos hacia el suelo. Sentirás una gran presión en los puños, pero el resto del cuerpo estará muy receptivo mientras te elevas. Lo mismo sucede con las piernas al hacer una sentadilla.

CAMBIAR LAS ZONAS DE TENSIÓN PARA DESPERTAR EL POTENCIAL DEL MOVIMIENTO

Si sincronizas todos los movimientos con la respiración, sentirás que tus miembros se expanden al moverte. Como resultado, tus músculos estarán cada vez más relajados y tu peso se repartirá cada vez mejor. Así, sufrirás menos tensión en los puntos de articulación de tu estructura y experimentarás menos dolores; por ejemplo, dolores de espalda.

Esto resulta especialmente beneficioso para las personas que trabajan sentadas. Procura estirar a menudo la cabeza hacia lo alto al inhalar y no la dejes caer mientras exhalas. Muy pronto, comprobarás que llegas al final de la jornada con una sensación menos desagradable.

Como es obvio, solo podrás hacer esto si dominas la respiración natural y tu diafragma está relativamente relajado.

Una vez que domines los movimientos básicos, puedes aplicarlo al deporte. En aquella época, tuve la oportunidad de entrenar a atletas de alto nivel; en particular, a dos jugadores de futbol sala de primera división. En este deporte tan exigente se requieren buenos apoyos a pesar de usar las piernas para jugar. Hay que tener mucha lucidez mental, ya que el juego es extremadamente rápido y tiene lugar en espacios muy pequeños. Además, los impactos son considerables y muy frecuentes debido a la densidad de jugadores en la cancha. En esto, el futbol sala se parece más al balonmano que al futbol.

Al cabo de unas tres semanas de trabajo muy intenso, los jugadores no perdían la técnica a pesar de la presión y mantenían el control de los pies aun sufriendo los golpes de los defensas. Esto fue posible gracias a una distribución adecuada de las tensiones en el cuerpo, lo que evitaba que bloquearan la pelvis y, por lo tanto, las piernas. Así, ya no desviaban el impacto de un golpe hacia las piernas, con lo que no tenían que estabilizarse a expensas del movimiento que estaban realizando. Como resultado, su juego cambió significativamente, al igual que sus oportunidades de carrera. De hecho, no sufrieron lesiones durante la temporada, por lo que participaron en todos los partidos y, por lo tanto, fueron más visibles. También influyó en gran medida en su gestión emocional, que está estrechamente relacionada con el trabajo respiratorio, como veremos más adelante.

Si tuviera que destacar algo de mi práctica respiratoria, sin duda sería el movimiento ligado a ella. La respiración actúa positivamente en todos los aspectos de nuestra fisiología y mejora nuestra salud. A partir de ahí, todo es más agradable. Resulta curioso que, desde que empezamos el método *systema*, se nos dijo que teníamos que movernos constantemente, pues, según su filosofía, lo que se mueve conserva la salud, mientras que lo que permanece inmóvil se deteriora. Sin embargo, es muy difícil tener el cuerpo en constante movimiento sin que aparezcan fatiga y excitación, salvo que utilicemos la respiración para hacerlo. El movimiento respiratorio en cada ciclo moviliza la estructura por medio de los tejidos y la mantiene en movimiento.

Todo este proceso puede llegar aún más lejos. A medida que perfeccionamos la técnica, nos volvemos más precisos en la forma de dirigir el movimiento respiratorio. Por consiguiente, lo podremos utilizar para relajar zonas muy profundas del cuerpo. Es, pues, clave para estar en forma y aliviar los pequeños dolores musculares.

En realidad, podemos ir incluso más allá de la salud y empezar a interesarnos por optimizar los movimientos. Gracias a este tipo de entrenamiento, mi forma de practicar las artes marciales cambió por completo. Mientras que hasta ese momento necesitaba fuertes apoyos en el suelo para generar potencia, entonces la lograba gracias al desplazamiento. Hacer un movimiento ya no implicaba bloquear una gran parte del cuerpo. Un sencillo ejemplo: para hacer una flexión realizando movimientos circulares con los hombros, se requiere este tipo de cambio en la forma de moverse.

No obstante, había otro aspecto para tener en cuenta. La forma de gestionar las tensiones mecánicas en el cuerpo era diferente por completo. Ya me había fijado en algunos practicantes de muy alto nivel que no oponían ninguna resistencia al empujarlos o moverlos al mismo tiempo que ejercían una presión mecánica muy fuerte sobre mí. Esto fue lo que me sucedió con Mijaíl Ryabko, Vladímir Vasíliev o Vladímir Zaykovskiy, de *systema*. Me encontré con el cuerpo completamente retorcido tan solo al intentar apoyarme en la mano de Vladímir Zaykovskiy cuando él procuraba hacerme entender esto. Al sujetar su brazo, sin que él hiciera ningún movimiento para defenderse, me encontré desequilibrado por completo y tuve que esforzarme con las piernas para no caer. Fue bastante perturbador; me sentí como si luchara conmigo mismo, lo cual era cierto, ya que él me devolvía toda la fuerza que le aplicaba redirigiéndola a través de su estructura corporal.

Si observamos la manera en la que la fuerza se genera por medio de la respiración, nos daremos cuenta de que estos efectos son muy lógicos. La conclusión es que, al tener una estructura más clásica, es muy difícil ejercer presión sobre este tipo de persona, ya que no hay un punto de agarre posible. Es un poco como si una tabla quisiera bloquear un balón.

Ya hablé de la optimización del movimiento a través de las artes marciales, pero generar fuerza para las tareas cotidianas resulta mucho más fácil, ya sea para cargar cosas pesadas o para caminar más tiempo. Las fuerzas externas se dispersan en esta estructura, que ofrece poca resistencia a su paso, permitiendo que la carga se distribuya uniformemente por el cuerpo. Del mismo modo, en caso de un choque violento, el cuerpo presenta muchos menos puntos de resistencia susceptibles de romperse al acumular la fuerza del impacto. Por el contrario, el impacto hace rodar el cuerpo y la energía se difunde por toda la estructura y el movimiento.

Así, en esta fase, no cabía duda de que había que trabajar la respiración en profundidad para beneficiarse de sus efectos positivos sobre el cuerpo, ya que estos cambios disminuyen en gran medida los dolores debidos a trastornos musculoesqueléticos, reducen el riesgo de pequeñas lesiones relacionadas con una gran tensión corporal y regulan el sistema nervioso. Por lo tanto, me interesé específicamente en el aspecto del bienestar de la respiración para poner esta herramienta al servicio del mayor número posible de personas, que no tendrían acceso a ella sin practicar ciertas artes marciales. Mi opinión era que la respiración era el pilar que faltaba en nuestra salud general, ¡junto con la necesidad de moverse y tomar cinco piezas de fruta y verdura al día! En ese momento, decidí compartir mis investigaciones sobre la respiración en un blog que creé en 2017: <artdelarespiration.fr>.

EJERCICIO
EL CICLO RESPIRATORIO EN MOVIMIENTO

El ejercicio que propongo aquí es mi favorito. Lo abarca todo. Es recomendable tanto para las personas que buscan mejorar su salud como para aquellas que desean optimizar su rendimiento. El principio es sencillo: hay que hacer una sentadilla, una flexión y un abdominal durante una inhalación, y repetir el proceso durante la exhalación. El objetivo es encadenar el mayor número de respiraciones posible mientras el ciclo se repite sin pausa. Es un ejercicio difícil cuyo objetivo es hacer una decena de respiraciones seguidas, lo que equivale a veinte sentadillas, veinte flexiones y veinte abdominales.

— Comienza de pie.
— Inhala por la nariz; comienza desde el abdomen mientras haces una sentadilla.
— Cuando llegues a la altura de las costillas con la inhalación, baja al suelo y haz una flexión.
— Al final de la flexión, deberías tener la respiración a la altura de las clavículas. Haz entonces un abdominal y levántate al final de la inhalación.
— Exhala entonces por la nariz relajando el abdomen mientras haces una sentadilla.
— Deja que la caja torácica se cierre mientras haces una flexión.
— Tus clavículas se reposicionarán durante el abdominal. Levántate al final de la exhalación.
— ¡Empieza de nuevo!

Si te parece muy difícil y al principio no logras encadenar más de dos o tres ciclos, no te preocupes: ¡es normal! Busca las zonas que no se mueven y te limitan la respiración e impiden que tu movimiento sea más fluido. Intenta concentrarte para activarlas en mayor medida. Presta atención a las transiciones entre los movimientos, cuando tu respiración puede verse alterada. Por último, procura sincronizar al máximo tus movimientos y tu respiración. ¡Buena suerte!

Si logras hacer diez ciclos respiratorios, habrás creado una forma de moverte muy fluida y conectada, sincronizando todo el cuerpo. Todos los movimientos que exigen desplazar todo tu peso corporal te resultarán más sencillos y suaves.

LA RESPIRACIÓN, EL PILAR OLVIDADO DE LA SALUD

Postura y movimiento, sistema nervioso autónomo, hormonas y metabolismo. ¡Nuestra respiración puede actuar sobre todos ellos en función de cómo la efectuemos! Cuando se abarcan tantos procesos corporales clave y se tiene la capacidad de influir en ellos, ¡es evidente que la respiración debe participar en nuestra salud general! Hasta ahora, hemos visto las variaciones corporales que se consiguen mediante la respiración. En este capítulo, iremos más lejos y situaremos todos estos fenómenos en un contexto más global.

La idea de que la respiración es un pilar de la salud no es nueva. No voy a hablar otra vez de las prácticas tradicionales; me quedaré en algo más moderno. Dos médicos han desarrollado métodos basados en la respiración. Ya mencionamos el método Buteyko, del que hablaremos en este capítulo. Un médico francés ha desarrollado otro método de respiración como práctica de salud: el doctor Pescher.

ENTRENAR LOS MÚSCULOS RESPIRATORIOS PARA MEJORAR LA SALUD

Como todo buen método que se respete, en su origen hay una historia de transformación profunda. En el caso del método Pescher, se trata de un adolescente enfermizo que abandona la ciudad para vivir en un pueblo. En el pueblo, los niños juegan a la botella, pero al adolescente en cuestión (el futuro doctor Pescher) no se le da nada bien. Por lo tanto, tras entrenar solo, mejora y, milagrosamente, se vuelve más atlético y capaz de esforzarse y competir en gimnasia con sus compañeros.

Más tarde, cuando ya es médico y se ocupa de pacientes tuberculosos y con insuficiencias respiratorias, recuerda su juventud y trata a los enfermos invitándolos a jugar al mismo juego. Dejaremos a un lado la pertinencia de pedir a tuberculosos que respiren a todo pulmón, pues era otra época. Sin embargo, su método llegó a ser conocido y también trató a soldados franceses expuestos al gas durante la Gran Guerra. Finalmente, su método acaba utilizándose para curar diversas dolencias hasta la Segunda Guerra Mundial, cuando cae en desuso; no por falta de eficacia, sino porque esta guerra corresponde a la ola de la medicina química.

¿En qué consiste el juego de la botella, situado en la base del método Pescher? Es muy sencillo. Necesitarás una botella de plástico con cinco litros de agua, una tina y un tubo de caucho de unos ochenta centímetros de largo. Toma un plumón, llena la botella y marca la altura que alcanza cada litro. Llena tres cuartas partes de la tina con agua. Introduce el tubo en la botella e inclínala sobre la tina.

El objetivo es vaciar la botella de agua soplando en ella. Idealmente, debes ser capaz de hacerlo con tan solo unas pocas respiraciones (dos o tres), soplando de manera continua. Has de realizar este ejercicio varias veces al día. Cuando te sientas a gusto, intenta hacerlo en una sola exhalación, lo más larga y profunda posible. En ese caso, deberías ser capaz de vaciar la botella en una sola respiración, ya que la capacidad respiratoria es de aproximadamente cinco litros.

Este método permite fortalecer los músculos exhalatorios y activar en mayor medida los músculos inspiratorios, lo que mejorará la postura, que será más firme y enérgica. Por lo tanto, es interesante que este médico pudiera usar una prueba física para un gran número de situaciones diferentes.

REGULAR EL RITMO RESPIRATORIO PARA MEJORAR EL METABOLISMO

Hablemos ahora del doctor Buteyko. Este médico ucraniano también desarrolló un método de salud, pero con una lógica diferente, pues se apoya en la regulación del CO_2.

Konstantín Buteyko cursó estudios de Medicina en Moscú en 1946. Durante sus estudios, hizo un seguimiento de pacientes con problemas respiratorios. Su trabajo consistió en permanecer sentado al lado de la cama de los pacientes y registrar sus patrones respiratorios, a veces hasta su muerte. Durante estas observaciones, descubrió que los pacientes respiraban de la misma forma cuando se acercaba la muerte: la respiración se volvía cada vez más profunda.

Sus análisis eran tan precisos que era capaz de predecir cuántos días u horas le quedaban al paciente en función de su patrón respiratorio. Así, los patrones respiratorios se convirtieron en su principal tema de interés.

Buteyko obtuvo su diploma en Medicina en 1952. Continuó su trabajo como investigador independiente y pidió a sus pacientes sanos que respiraran un largo rato con inhalaciones profundas y forzadas. Descubrió que, con el tiempo, estos pacientes desarrollaban síntomas indicativos de asfixia; entre ellos, parestesias, tos, náuseas y pérdida de conocimiento. Al acumular oxígeno en la sangre, la hiperventilación acababa por saturar el cerebro.

A partir del segundo mes de investigación, observó que la práctica reiterada de esta manera de respirar se correlacionaba con la aparición de ciertas enfermedades. Él mismo sufría de hipertensión y descubrió que su capnia (CO_2) se encontraba por debajo del promedio. En aquella época, ya se sabía que la hiperventilación disminuía la cantidad de CO_2 en la sangre. Entonces, supuso que, si la hiperventilación disminuía la capnia, ventilar menos la haría subir. Y entonces quizá la enfermedad pudiera curarse.

Por lo tanto, su razonamiento consiste en correlacionar el nivel de CO_2 con diversas enfermedades, y su hipótesis de trabajo es que regular el nivel de CO_2 permite recuperar la salud. La forma más sencilla de lograr este objetivo es cambiar la manera de respirar.

Buteyko tuvo la oportunidad de probar esta hipótesis con su grupo de pacientes. Para ello, midió sus niveles de CO_2 con el fin de evidenciar las correlaciones con las enfermedades manifiestas en el grupo; entre ellas, asma y anginas. Por un lado, le dio gran importancia a que los pacientes afectados por estas enfermedades presentaban un débil nivel de CO_2 y, por otro, que ventilaban en exceso. Así, probó si corregir la respiración hacía subir los niveles de CO_2. A partir de ese momento, las crisis y las enfermedades desaparecieron. Si pedía a sus pacientes que volvieran a sus antiguos patrones respiratorios, las crisis regresaban. Por lo tanto, ciertas enfermedades estaban directamente vinculadas con la manera de respirar.

La teoría de Buteyko puede formularse así: la hiperventilación provoca una bajada del CO_2 sanguíneo y el débil nivel de

CO_2 implica la contracción de los vasos sanguíneos, que entraña la disminución del aporte de oxígeno a los tejidos. A ello podemos añadir que el efecto Bohr es menos eficaz y que el oxígeno se libera en los tejidos con más dificultad. El cuerpo, sometido a estrés, despliega mecanismos de defensa que se consideran enfermedades. Así, la artrosis, el asma, la hipertensión o la angina de pecho podrían verse favorecidos por la contracción de los vasos sanguíneos provocada por la falta de CO_2.

La respiración correcta, según Buteyko, consiste en exhalar más de lo que se inhala y hacer una pausa después de exhalar. Un ciclo respiratorio dura unos diez segundos, es decir, unos tres segundos de inhalación, cuatro de exhalación y tres segundos de pausa.

En la década de 1960, Buteyko siguió a doscientos pacientes y confirmó sus teorías. Demostró así que existe una relación lineal entre la amplitud de la respiración y el nivel de CO_2, así como que esta está vinculada a la aparición de ciertas enfermedades y su desarrollo. Él y su equipo recibieron financiación, lo que aumentó en gran medida su capacidad de generar datos, analizar a sus pacientes y procesar los resultados. Esto les permitió ampliar el equipo y prolongar sus investigaciones durante los diez años siguientes. Durante este periodo, doscientos médicos se formaron con el método Buteyko y más de dos mil pacientes que padecían asma o hipertensión se curaron. Además, Buteyko recibió autorización para realizar un ensayo clínico con un protocolo validado para cincuenta individuos, a condición de que la enfermedad de los participantes en el estudio no respondiera a los tratamientos convencionales. Se curaron cuarenta de los cincuenta participantes. Sin embargo, el Ministerio de Salud ruso consideró el experimento un fracaso y aprovechó para cerrar el laboratorio de Buteyko. A pesar de ello, su equipo y él continuaron su trabajo y la acumulación de éxitos clínicos les permitió acceder a un segundo ensayo clínico, centrado en el asma, en la década de 1980. De nuevo, su tasa de éxito se acercó al cien por ciento, y esta vez las autoridades sanitarias lo reconocieron.

No obstante, hay que señalar que estos estudios no se publicaron en revistas internacionales ni se han revisado por pares. Por lo tanto, no se pueden considerar válidos y siguen pendientes de confirmación. Son muy interesantes y deberían conseguir fondos para realizar las investigaciones necesarias con el fin de obtener una validación científica internacional.

En realidad, si seleccionamos artículos serios, descubrimos que hay muy pocos estudios realizados sobre el método Buteyko: solo una treintena, el primero fechado en 1995, y se centran en el asma. La primera revisión de la literatura sobre este tema fue publicada por Bruton y Lewith en 2005 (Bruton y Lewith, 2005) y muestra que, globalmente, los estudios realizados entre 1995 y 2005 no se llevaron a cabo como debían, pero que este método tiene potencial para tratar el asma.

Hasta 2008, no hay un verdadero estudio interesante y serio sobre el método Buteyko y el asma (Cowie *et al.* 2008). En este artículo, los autores utilizan el método Buteyko como complemento del tratamiento convencional del asma. Se siguió a 129 pacientes de entre dieciocho y cincuenta años: 64 con el tratamiento convencional y 65 con el tratamiento convencional y el método Buteyko. En este estudio, un instructor de Buteyko entrenó a los pacientes. Al principio, no hubo diferencia alguna entre los dos grupos en términos de gravedad del asma y consumo de corticoides para controlar la enfermedad.

Seis meses después, no se observó ninguna diferencia relevante en la mejora de los síntomas. Sin embargo, la toma de corticoides disminuyó drásticamente en el grupo de Buteyko; algunos incluso prescindieron por completo de ellos. Este resultado es significativamente diferente al del grupo de control, aunque no hay pruebas de que la cantidad de CO_2 en sangre fuera mayor en el grupo experimental. Tampoco pudo demostrarse una relación entre los tiempos de retención observados al final de la exhalación y el CO_2. No obstante, parece que, cuanto peor es la respiración, más débil es el tiempo de retención al final de la exhalación.

En 2013, Prem y su equipo realizaron otro estudio sobre el asma en el que comparaban el enfoque farmacéutico, el pranayama y el método Buteyko. ¿Por qué el pranayama? Porque se ha demostrado que influye en el asma. No es nada sorprendente, ya que el pranayama sigue una lógica fisiológica cercana al método Buteyko (aunque su finalidad sea otra). Este estudio se centró en 120 pacientes divididos en tres grupos: el primero solo recibía tratamiento farmacéutico, el segundo solo practicaba pranayama y el tercero, el método Buteyko. Los resultados demostraron que el método Buteyko y el pranayama mejoran en mayor medida la calidad de vida y los síntomas que el tratamiento farmacológico. El método Buteyko parece incluso más eficaz que el pranayama. Este estudio no pretende comprender el mecanismo de estos métodos de respiración (Prem *et al.*, 2013). En 2018, Sankar y Das realizaron una revisión del asma en niños y demostraron que tanto el método Buteyko como el pranayama mejoran su estado (Sankar y Das, 2018).

Además, para el asma, se han estudiado numerosos métodos de rehabilitación respiratoria (método Papworth, pranayama, respiración diafragmática, etcétera) que siguen una lógica similar a Buteyko, es decir, reducir la respiración, y han demostrado mejorar la calidad de vida (Das *et al.*, 2019). Un metanálisis publicado en 2020 lo confirmó, aunque indica que las razones de esta mejoría aún no están del todo claras (Santino *et al.*, 2020).

UNA BUENA RESPIRACIÓN TIENE EFECTOS INDIRECTOS

¿Con qué nos quedamos entonces? El método Buteyko parece funcionar, pero la razón exacta sigue sin demostrarse.

Según Buteyko, si respiramos de manera demasiado amplia, aumentamos la cantidad de oxígeno en la sangre, pero al mismo tiempo eliminamos demasiado CO_2. Entonces, el oxígeno satura la hemoglobina, pero se difunde mal en los tejidos debido al efecto Bohr. Además, esta falta de CO_2 provocará la contracción de los vasos sanguíneos. ¿Por qué? Porque el cuerpo intenta disminuir el flujo sanguíneo a los tejidos para evacuar menos CO_2 de forma local, acumulándolo así para que su presencia permita difundir mejor el oxígeno de la sangre a los tejidos.

Sin embargo, la concentración de CO_2 en los pacientes con buenos patrones respiratorios no difiere de la de aquellos cuyos patrones no son correctos en los estudios citados antes. Estos estudios no muestran ninguna conexión entre la tasa de CO_2 y el tiempo de retención que Buteyko correlacionó con ciertas enfermedades.

A pesar de todo, los patrones respiratorios sí guardan correlación con los tiempos de retención. ¿Por qué?

Mi opinión es que Buteyko tiene razón en esto, pero que la presión alveolar de CO_2 no es un buen indicador en términos de medición. De hecho, es el CO_2 en sangre lo que nos da la medida de la presión de CO_2. Sin embargo, en estos estudios no se mide el pH de los tejidos, cuando el 60-65% del CO_2 está disuelto en ellos en forma de bicarbonato. Entonces, ¿cómo se pueden comparar las medidas? En resumidas cuentas, nos faltan muchos datos.

¿Cómo saber si este método te resultará útil? Prueba a contener la respiración. Inhala y exhala normalmente y, al final de una exhalación, tápate la nariz y aguanta la respiración. En cuanto sientas la primera molestia, es decir, el primer movimiento diafragmático involuntario, vuelve a respirar. Esta primera inhalación debe ser completamente controlada; de lo contrario, habrás aguantado la respiración demasiado tiempo. Si tu tiempo de retención está entre cuarenta segundos y un minuto, tu respiración es buena. Por debajo de eso, lo más seguro es que estés hiperventilando y, según Buteyko, que experimentes hipoxia tisular. En este caso, habrás de trabajar en este aspecto.

Ya examinamos dos métodos respiratorios creados por médicos y con propósitos curativos. Pero el estudio de los efectos de la respiración sobre la salud no se detiene ahí. Veamos qué dicen las nuevas investigaciones sobre el impacto de la respiración en la salud.

LA RESPIRACIÓN BUCAL MODIFICA LA MICROBIOTA ORAL

Para empezar, los profesionales de la salud que más se interesan en la respiración, o al menos en las consecuencias de respirar incorrectamente, son los dentistas. Esto se debe a que, desde un punto de vista mecánico, los problemas de oclusión dental influyen en la forma de respirar. En concreto, una mala oclusión favorece la respiración bucal y tiene consecuencias sobre la postura, pues modifica las tensiones mecánicas sobre las vértebras cervicales o las aumenta. Sin embargo, aquí me voy a centrar en otro problema menos conocido: la respiración bucal modifica la microbiota oral.

En efecto, contrariamente a lo que podría creerse, la boca está muy lejos de ser un ecosistema homogéneo. Los dientes, la lengua, la garganta y las encías tienen propiedades fisicoquímicas diferentes. Esto implica que cada medio alberga especies microbianas distintas con características específicas. Así, los dientes acogen especies aerobias, y las encías, especies anaerobias capaces de crear biopelículas. Se han identificado hasta setecientas especies microbianas en la microbiota oral, aunque, sin duda, esta cifra es una subestimación, porque no incluye los virus ni los bacteriófagos (los virus de las bacterias), que también se encuentran en la boca. Se considera que cada individuo posee entre doscientas y cuatrocientas especies microbianas. En función de las especies presentes, el estado de la salud bucodental variará enormemente. Esto es, la microbiota contribuirá a mantener la salud bucal o, por el contrario, favorecerá la aparición de dolencias como caries o gingivitis.

La boca es un entorno cambiante. Las especies microbianas que logran establecerse en él recurrirán a la estrategia de las biopelículas. Las otras especies microbianas son planctónicas y provienen, sobre todo, de la descamación de las mucosas de la boca. Se estima que todos los días tragamos hasta cinco gramos de microbios planctónicos con la saliva.

Para mantenerse en los tejidos, las bacterias desarrollan biopelículas (entre otras, el sarro). Se trata de matrices de polímeros polisacáridos, proteínas e incluso ADN extragenómico. Esta matriz permite proteger las bacterias del exterior a la vez que favorece su fijación en el medio de interés. En el caso de la boca, las bacterias se enfrentan a dos tipos de tejidos: los duros y los blandos (superficies mucosas). En los tejidos duros, se forma placa dental, que es, de hecho, una comunidad microbiana estructurada en una biopelícula. De entrada, estas bacterias no suponen un problema, pero, en caso de desequilibrio del ecosistema bucal, podría surgir una disbiosis y estas bacterias se convertirían en patógenas de forma completamente oportunista.

La disbiosis es el desequilibrio de un ecosistema microbiano provocado por un cambio en las condiciones de vida en ese ecosistema. Independientemente de que se trate de la temperatura, los recursos, el pH o incluso el uso de antibióticos, toda modificación importante del entorno puede conducir a una disbiosis si los mecanismos de mantenimiento de la homeostasis se ven superados. En el caso de la microbiota oral, hay muchos factores que pueden desencadenar la disbiosis. Así, algunas enfermedades, como la diabetes o incluso la obesidad, pueden provocar una disbiosis, al modificar el metabolismo.

Del mismo modo, un cambio en el sistema inmunitario puede implicar un desequilibrio en la microbiota. El sistema inmunitario es muy activo en la boca, que es la primera vía de entrada para los patógenos. Por lo tanto, si el sistema inmunitario pierde eficacia, el equilibrio microbiano se verá alterado.

Por último, la ausencia de cepillado de dientes también puede favorecer que aparezca un desequilibrio, al permitir que crezcan las biopelículas ya existentes y que las biopelículas de bacterias procedentes de la alimentación invadan el medio. Si no se cepillan los dientes, estas proliferan.

LA RESPIRACIÓN BUCAL FAVORECE LA APARICIÓN DE CARIES Y DE PERIODONTITIS

Respirar por la boca conlleva muchos problemas. ¿Cómo influye la respiración bucal en el estado de la microbiota oral?

Parece que su repercusión es bastante importante. La respiración bucal favorece la aparición de caries y de periodontitis. Aunque el mecanismo no se haya identificado con claridad, al secar la boca, impide que la saliva cumpla con su papel limpiador. Del mismo modo, deshidrata el epitelio de las encías, lo que las hace menos resistentes a las biopelículas bacterianas, favoreciendo así una posible infección. Otra hipótesis apunta a que la respiración bucal modifica el nivel de oxígeno en la boca y estimula la proliferación de ciertas especies bacterianas en detrimento de otras, lo que también causa desequilibrios en el ecosistema microbiano.

Los deportistas de alto nivel son los más afectados por este tipo de infecciones. Aquellos que respiran mucho por la boca padecen la sequedad bucal ya indicada. Además, tienden a consumir bebidas azucaradas durante el esfuerzo, lo que proporciona glucosa a las bacterias. Por último, se ha demostrado que un esfuerzo violento disminuye la eficacia del sistema inmunitario. Por ejemplo, los aficionados al *crossfit* sufren muchas más infecciones bucales que el resto de la población. En términos generales, entre los deportistas de alto nivel, se considera que se dan un 55 % más de afecciones bucales que en el resto de la población (Chauhan *et al.*, 2020). También se ha observado una disminución de la diversidad de especies bacterianas en esta población. Como es evidente, esto reduce la fortaleza del ecosistema.

Las infecciones bucales suponen un verdadero problema, pues repercuten en el conjunto del cuerpo, en el sistema inmunitario, en otras microbiotas e incluso en la capacidad de recuperación. Así, se ha demostrado que algunas tendinitis tardan mucho más tiempo en curarse si existe una infección bucal activa.

Por lo tanto, la microbiota oral es una elemento importante de nuestra salud y la respiración bucal puede influir en ella en gran medida. Un consejo que me dio un dentista es mascar chicle sin azúcar después de practicar deporte para volver a salivar y restablecer el pH bucal, reduciendo así los riesgos de desequilibrio de la microbiota bucal. Las consecuencias de estas disbiosis no se comprenden del todo en la actualidad, por lo que hay un gran campo de investigación por explorar. Por ejemplo, un estudio muy reciente relaciona el cáncer de pulmón con las bacterias bucales, e incluso se ha demostrado que estas tienen relación con enfermedades metabólicas, como la diabetes tipo II (He *et al.* 2015). Así pues, restablecer la respiración nasal y mantener así la microbiota bucal parece un elemento fundamental para tener buena salud.

La perturbación de la microbiota bucal no es el único problema al que nos enfrentamos. La respiración bucal provoca otro trastorno grave en una molécula de la que no hemos hablado hasta ahora: el monóxido de nitrógeno.

El monóxido de nitrógeno (NO) es una pequeña molécula gaseosa que desempeña un papel fisiológico muy relevante en todos los ámbitos de la vida. El NO, como su nombre indica, está compuesto por un átomo de oxígeno y un átomo de nitrógeno. Esto lo convierte en una molécula muy reactiva, es decir, que interacciona fácilmente con las demás moléculas con las que se encuentra. Debido a ello, se le considera tóxica, ya que, en gran cantidad, destruye las moléculas con las que se cruza. Por ejemplo, el NO lo producen los macrófagos en el cóctel de lisis de los patógenos fagocitados.

Sin embargo, en una concentración baja, es una molécula que sirve para señalizar el proceso celular o regularlo. Por ejemplo, es uno de los principales responsables de la apoptosis en las plantas. Esta reacción les permite destruir las bacterias que pretenden infectar sus hojas. También es responsable de activar la bioluminiscencia en ciertos animales, como el calamar de Hawái.

En 1998, esta molécula incluso fue objeto de un Premio Nobel, que recompensó el descubrimiento de sus propiedades vasodilatadoras. Esta propiedad es muy importante, ya que abrió el mercado a la Viagra, y eso no es poca cosa...

¿Cómo funciona? En realidad, el NO provoca la vasodilatación de los vasos sanguíneos, al relajar el endotelio y los músculos lisos, lo que permite la afluencia de sangre a la zona específica. Gracias a su secreción, el sistema parasimpático actúa sobre los vasos sanguíneos, y el NO tiene un efecto de retroalimentación sobre este sistema, especialmente en el intestino (Page *et al.*, 2009). Además, participa en nuestro sistema inmunitario a través de los macrófagos, como molécula citotóxica.

En el ser humano, el monóxido de nitrógeno se sintetiza directamente en la nariz en grandes cantidades. Sin embargo, hasta hacía poco no se había detectado su presencia. En 1995, un equipo demostró que, en los sujetos sanos, el NO se expulsa con la exhalación. Más tarde, se determinó su origen: no proviene de los pulmones (en todo caso no fundamentalmente), como otros gases, sino de los senos paranasales, donde el epitelio produce una enzima, la NO-sintasa. Estos son cavidades bastante frágiles que se encuentran alrededor de la nariz (Lundberg *et al.*, 1995) y su papel fisiológico ha sido poco comprendido durante mucho tiempo.

Como todas las cavidades, los senos paranasales son propensos a infecciones. Además, están cerca de la nariz, un nido de virus y bacterias. Esto es algo bastante normal, ya que la nariz es una interfaz entre nuestro cuerpo y el medio exterior, lo que puede plantear problemas. Por ejemplo, hasta el 16 % de la población padece sinusitis. Sin embargo, podemos hacer una observación en el sentido contrario: ¿por qué, a pesar de ser unas estructuras totalmente colonizadas por microorganismos, tan pocas personas acaban por desarrollar enfermedades? Porque los senos sintetizan una gran cantidad de NO, ¡una molécula citotóxica en grandes cantidades!

¿SE PUEDE EVITAR LA SINUSITIS RESPIRANDO MEJOR?

Las personas que padecen sinusitis quizá no realizan correctamente esta síntesis. Esto quizá se deba a su forma de respirar. Por ejemplo, un estudio ha mostrado que existe correlación entre el nivel de inflamación y la propensión a la sinusitis; cuanto mayor es la inflamación, mayor es el riego de padecerla. Yendo un poco más lejos, se observó que la actividad de la NO-sintasa en estos enfermos era considerablemente más débil, por lo que la inflamación podría regular negativamente la síntesis de NO. Sin embargo, como ya vimos antes con el método Wim Hof, la inflamación se asocia a una actividad baja del sistema parasimpático, que puede causarla una mala forma de respirar

(¡y que, recordémoslo, libera NO localmente en algunas de estas regulaciones!).

En cualquier caso, se han realizado estudios para evaluar el efecto del tarareo en la rinitis. El tarareo se refiere a la acción de proferir el sonido «Ohm» al exhalar. Se encuentra presente en muchas prácticas tradicionales. De hecho, se ha demostrado que este sonido permite liberar NO en los senos paranasales (Weitzberg y Lundberg, 2002).

Sin embargo, el NO en los senos paranasales no solo cumple una función antimicrobiana. Ya lo imaginarás: la presencia de monóxido de nitrógeno en la nariz influye en nuestra manera de respirar. En efecto, el NO es un vasodilatador. Al inhalar, el NO se aerotransporta a los pulmones, donde actúa como una señal, igual que una hormona. Algunos hablan de «molécula aerocrina» (Lundberg, 1996). La comparación es un tanto dudosa, ya que las hormonas son mucho más estables en el tiempo. No obstante, la idea es la misma.

De hecho, numerosos estudios han demostrado que el aporte artificial de NO a los pulmones de enfermos que no sintetizan la molécula por sí mismos mejora en gran medida su oxigenación arterial. Otro estudio ha demostrado que en niños que padecen hipertensión hormonal la administración de NO regula esa presión. Del mismo modo, se sabe que los pacientes intubados (ventilación artificial) no asimilan bien el oxígeno, pero un estudio ha evidenciado que el uso de una bomba que extrae aire de los senos paranasales aumenta la asimilación entre un 10 y un 20 %. Por tanto, la concentración de NO influirá en gran medida en la eficacia respiratoria, pues actúa dilatando los vasos sanguíneos y aumentando el volumen de los alveolos pulmonares.

Este efecto en los vasos es de sobra conocido. Por ejemplo, en caso de dolor cardiaco, se usa nitroglicerina (trinitrina), que libera NO y vasodilata el sistema al colocarla bajo la lengua. Esto sucede muy rápidamente, ya que el NO atraviesa las mucosas con facilidad. Este tratamiento se conoce desde hace mucho tiempo y, hoy en día, se sigue utilizando, pero ¡los médicos chinos ya lo describieron hace más de mil años!

La respiración nasal es, pues, necesaria para favorecer el uso correcto del monóxido de nitrógeno, que según estos estudios es un factor necesario para tener buena salud.

Por último, tenemos que hablar de los efectos de la hipoxia. Puede parecer una paradoja hablar del interés de la hipoxia en un libro de estas características. Sin embargo, respirar menos forma parte del propio proceso de respiración.

Para subrayar su importancia, cabe señalar que la hipoxia fue objeto de un Premio Nobel de Medicina en 2019, por el descubrimiento del mecanismo regulador del factor de transcripción HIF-2 (dos Premios Nobel concedidos a temas vinculados a la respiración en menos de veinte años). En efecto, esta proteína es responsable de la respuesta adaptativa del cuerpo a la hipoxia celular. Tiene aplicaciones en muchos ámbitos, en particular en el desarrollo del cáncer. Esta proteína funciona de una forma extremadamente interesante y original. Ya mencioné que, cuanto más importante es un sistema, más puntos de regulación presenta, como ocurre con la respiración. Es el caso de la proteína HIF-2, que tiene la particularidad de estar regulada genética, enzimática y químicamente. Esto hace que su expresión sea muy sólida y se active solo en condiciones muy específicas. No entraré en más detalles aquí, pero te invito a leer el informe del Comité Nobel sobre esta proteína si quieres saber más.

Sin embargo, voy a hablar del efecto de HIF-2 en la respiración y, en particular, de su efecto regenerativo al inducir la hipoxia. Estos efectos regenerativos se observan, entre otras cosas, en la longitud de los telómeros. Los telómeros son secuencias de ADN ubicadas en el extremo de los cromosomas, que suelen acortarse con cada división celular; cada año, se acorta aproximadamente el 1 % del telómero. Esto convierte a estas secuencias de ADN en un marcador del envejecimiento celular. Los telómeros están influidos por muchos factores y su estudio fue objeto de otro Premio Nobel en 2009. ¿Qué relación tienen con HIF-2? Para empezar, ciertos estudios han demostrado que el ADN se ve alterado por la práctica de ejercicios respiratorios. De hecho, en practicantes de pranayama, sobre todo aquellos que utilizan protocolos de prolongación y retención de la respiración, los telómeros de los cromosomas se alargan después de unas pocas semanas de práctica (Rathore y Abraham, 2018). No obstante, como ya vimos, en general el pranayama ralentiza la respiración y, en determinados procedimientos, somete al cuerpo a hipoxia. Por lo tanto, estos estudios han demostrado que la práctica respiratoria rejuvenece los cromosomas, aunque el mecanismo no estaba muy claro. Por el contrario, los telómeros de quienes padecen apnea del sueño, normalmente por obstrucciones nasales que tienen como consecuencia respirar por la boca, se acortan más deprisa (Riestra *et al.*, 2017; Boyer *et al.*, 2016). Pero hay algo mejor.

En 2020, investigadores israelíes demostraron que exponer a las personas de edad avanzada al oxígeno puro en condiciones hiperbáricas alarga más del 20 % estos famosos telómeros y renueva las células de la sangre (Hachmo *et al.*, 2020). En otras palabras, es como si el ADN rejuveneciera veinte años. Evidentemente, esto no es del todo cierto, ya que a lo largo del tiempo pudieron haber mutaciones en ciertas células; en cualquier caso, se trata de un verdadero rejuvenecimiento. El seguimiento de estas personas continúa para observar los cambios a largo plazo.

¿Qué relación tiene esto con la hipoxia? Curiosamente, en todos los participantes se activaron los sistemas de respuesta a la hipoxia a pesar de la presencia de oxígeno puro a través del regulador HIF-2. El aumento anormal de oxígeno en el organismo hace que, cuando los sujetos recuperan su condición normal, el cuerpo tenga la impresión de que le falta oxígeno, lo que desencadena la respuesta a la hipoxia, con efectos espectaculares. Se obtiene, entonces, un resultado similar al de la práctica de ejercicios respiratorios, sin las molestias que estos puedan causar. Sin duda, a este tratamiento le espera un porvenir brillante.

LA IMPORTANCIA DE LA RESPIRACIÓN NASAL

Para acabar este capítulo, hablaré de la acción más sencilla para mejorar tu salud, si aún no las has hecho. Ya se trate de la fuerza de la respiración, la tendencia a hiperventilar o la accesibilidad al monóxido de nitrógeno y, por lo tanto, la activación de los factores de respuesta a la hipoxia, todo ello descansa en un elemento básico: la respiración nasal. Es necesario respirar por la nariz siempre.

Respirar por la boca causa disfunciones en cada uno de estos procesos. Para empezar, el hecho de abrir constantemente la mandíbula disminuye el tono de los músculos masticadores y fomenta esta postura a medida que pasa el tiempo. Como consecuencia, se produce un desequilibro en el reparto del peso de la cabeza hacia delante, lo que crea más carga en los músculos de la espalda e implica una mayor dificultad para respirar. Haz la experiencia poniéndote de pie y observando tu habilidad respiratoria con la boca abierta y la boca cerrada. Respirar por la boca enseguida implica un déficit respiratorio relevante, que tiende a provocar hiperventilación, con repercusiones sobre la microbiota bucal, como ya vimos. Además, inhalar por la boca no permite que el monóxido de hidrógeno pase por la nariz, lo que reduce el efecto antimicrobiano de esta molécula, así como su influencia en la dilatación de los pulmones y, por lo tanto, la eficacia de la oxigenación. Por lo tanto, es fundamental para la salud no respirar por la boca, sino por la nariz de forma permanente. En su libro *Respira*, James Nestor llevó a cabo un experimento consigo mismo en el que demuestra los estragos causados por la respiración bucal. Acabamos de explicar el porqué, pero cabe señalar que la primera lección en la Facultad de Medicina durante la clase de Fisiología Respiratoria nos enseña que la respiración fisiológica comienza con la inhalación nasal para calentar el aire, filtrarlo y humidificarlo y que, si se respira por la boca, estos tres pilares ya no se respetan y es entonces cuando surgen los problemas. Empecemos por aplicar esta regla básica.

Si respiras por la boca, sobre todo de noche, ¿cómo puedes corregirlo? A veces, se sugiere dormir con un apósito o tirita en la boca, pero podría no ser suficiente si hay que fortalecer los músculos masticadores para sostener la mandíbula. Masticar chicle duro durante un tiempo te permitirá reestimular estos músculos y reforzarlos. También puedes programar una alarma en el teléfono para que suene muchas veces al día y te recuerde que respires por la nariz. En unas semanas, corregirás este problema y notarás un cambio evidente en tu estado general. A veces, la respiración bucal va ligada a una mala oclusión dental. En este caso, será necesario que visites a un dentista para ver si se puede corregir, si es necesario, con ortodoncia.

EJERCICIO
INDUCCIÓN DE LA HIPOXIA

Este ejercicio hace que tu cuerpo entre en un estado de hipoxia transitoria y se estimulen los mecanismos de respuesta a ese estado. Atención: este ejercicio solo será factible después de hacer los ejercicios anteriores. Hay que echarse en el suelo para que no haya riesgo de caída.

- Inhala profundamente por la nariz, superando tu volumen normal.
- Luego, exhala por la boca sin forzar.
- Repite esto unas cuarenta veces.
- Exhala y aguanta en apnea con los pulmones vacíos tanto tiempo como te sea posible.
- Cuando se vuelva demasiado incómodo, vuelve a inhalar por la nariz, exhala y entra de nuevo en apnea con los pulmones vacíos.
- Cuando ya no puedas aguantar más, inhala completamente mientras te estiras, exhala y respira con normalidad durante unos treinta segundos.
- Repite esto dos veces.

Si las respiraciones te resultan incómodas o te provocan parestesias en las manos o en el rostro y no lo soportas, detente y respira con normalidad unos minutos hasta que estos efectos se disipen. No fuerces al máximo las inhalaciones; el ritmo no debe ser muy elevado. El ejercicio debe ser difícil para la apnea, no para la hiperventilación.

¡Practicar este ejercicio te aportará una gran energía, estabilizará tu mente y alargará tus telómeros!

¿Y LA SALUD EMOCIONAL Y MENTAL?

Ya hablamos mucho de la biología de la respiración y de sus efectos. Pero ¿qué ocurre con el aspecto emocional y mental de la respiración? En mi trabajo sobre la ansiedad, he experimentado en mí mismo y he observado en la evolución de mis alumnos que, cuanto mayor es la mejoría en la respiración, mayor es la serenidad de la mente y, sobre todo, más se suavizan las reacciones emocionales.

EVOLUCIONAR GRACIAS A LAS EMOCIONES

Desde nuestros primeros encuentros, Konstantín Komarov me dijo que tenía que trabajar mis emociones, que estaba demasiado exaltado y colérico. Era extraño porque en los entrenamientos no percibía eso. Ahora entiendo lo que quería decir. Mi cuerpo expresaba físicamente ese tipo de emociones, aunque yo no estuviera en ese estado en un momento en concreto. La última vez que lo vi me dijo que me había liberado de esas emociones y que mi psique estaba estable. Esta es la lógica del trabajo emocional que practico a través de la respiración. En este capítulo entraré en detalles.

COMUNICAR LAS EMOCIONES A TRAVÉS DEL CUERPO

Las artes marciales son interesantes porque las máscaras caen enseguida ante la adversidad y las reacciones de la persona en situaciones de estrés muestran cómo son en realidad los comportamientos arraigados en ella. Aunque resulte paradójico, puedes manifestar físicamente estas emociones aun teniendo la impresión de controlar tu mente al actuar. Eso es justo lo que yo viví con Konstantín. Ahora bien, estas manifestaciones físicas cambian a medida que lo hace la respiración. De hecho, desde un punto de vista puramente empírico, cuanto más fluida sea la respiración, más relajado estará el cuerpo y más estable será el estado anímico. Es sorprendente la constancia del estado anímico que tienen los instructores de alto nivel de *systema* en la vida cotidiana. He visto lo mismo en ciertos practicantes de meditación y de artes marciales de alto nivel.

Yo mismo me he dado cuenta de que no reacciono de modo exagerado ante la sorpresa, soy menos impaciente y mucho menos controlador. Y, prácticamente, he abandonado los gestos inútiles, como mover la pierna cuando me aburro o tamborilear con los dedos sobre la mesa, y eso que lo hice durante casi treinta años... Desde el punto de vista del movimiento, mis gestos son mucho más instintivos, pero lo más importante es que todo mi cuerpo participa en la acción. Antes, movía el brazo, pero mi cuerpo permanecía estático. En definitiva, la velocidad, la oposición y el estrés excitan la mente en menor medida y el cuerpo no se tensiona. Esto no tiene nada de excepcional, lo he observado en muchas personas a medida que progresan.

Sin embargo, la razón que lo explica me resultaba muy misteriosa, por lo que quise saber más.

Para comprender el vínculo entre emoción y respiración, empecé por explorar lo que se conocía sobre la relación entre el cuerpo y las emociones. Eso me llevó al origen del estudio de las emociones y, no sin sorpresa, descubrí que la primera corriente científica sobre esta cuestión la inició el propio Charles Darwin, el padre de la teoría de la evolución. En su libro *La expresión de las emociones en los animales y en el hombre*, Darwin propuso que las emociones son un mecanismo de adaptación que permite la supervivencia. El asco, por ejemplo, se manifiesta a través de una expresión facial que señala a todo el mundo que un alimento tal vez no sea comestible. Más tarde, William James, conocido por su propuesta *fight or flight* ('luchar o huir'), en línea con la naturaleza adaptativa de las emociones, fue más lejos al relacionarlas completamente con la fisiología en su libro *Principios de psicología*, de 1980. Así, en su opinión, la emoción es la interpretación de un estado fisiológico determinado. Por lo tanto, el sentimiento de miedo correspondería a la experiencia de los cambios fisiológicos ligados a la aparición de amenazas, como temblores, ritmo cardiaco disparado y sensación de una descarga de adrenalina que nos hace sentir frío en la espalda.

Aunque la investigación en el campo de las emociones ha evolucionado mucho desde entonces, esta idea sigue siendo interesante en muchos aspectos. Si la percepción de variaciones fisiológicas conduce a producir una emoción, entonces puede darse una falta de correlación entre la emoción y la existencia de una causa externa a esa emoción, en el caso de que el cuerpo permanezca bloqueado en un estado fisiológico determinado.

En esto precisamente se apoya Konstantín Komarov en su trabajo sobre las emociones y de ello habla en su libro *Psychologie du combat* [Psicología del combate]. Para ilustrar esto en mi caso, tener los tejidos sometidos a una gran tensión me generaba un gran hastío, que se manifestaba en esos gestos inútiles para liberar la energía que estaba demasiado presente en los tejidos. Otro ejemplo: si los tejidos de mi garganta y pecho estaban en tensión, sentía angustia; si mi abdomen se contraía, sentía ansiedad. Es necesario prestar atención para identificar la discordancia entre el estado corporal que genera una emoción y el hecho de que el entorno no genere una emoción particular. Por otro lado, basta con practicar para poner fin a un estado emocional determinado aunque no se sea consciente del problema.

Doy un inciso para los apasionados de la autodefensa. Es habitual oír que, en una situación de estrés intenso, no es posible prever si vamos a reaccionar enfrentándonos, huyendo o bloqueándonos por completo. Numerosos testimonios señalan que, a veces, hay personas entrenadas que sufren un bloqueo y otras que, a pesar de su naturaleza temerosa, se convierten en verdaderas furias en caso de estrés intenso. En realidad, no creo que esto sea del todo aleatorio. Sería interesante comprobar el estado de tensión de los tejidos en las personas y relacionarlo con su comportamiento en una situación de estrés intenso. Es posible que las reacciones no sean tan imprevisibles, en cuyo caso habría estrategias más adecuadas para prepararse para estas situaciones.

Volvamos, pues, a la respiración aplicada a las emociones.

En la década de 1970, los psiquiatras se interesaron en la respiración para tratar problemas psicológicos. Sus investigaciones sobre la respiración empezaron cuando se prohibieron las experiencias con psicotrópicos, como el LSD. Sin embargo, el doctor Stanislav Grof había realizado sus experimentos antes de la prohibición y, durante las sesiones con LSD, los participantes alteraban su patrón respiratorio. Por ello, decidió pedir a los sujetos del experimento que respiraran siguiendo el mismo patrón. Estos patrones tienen la capacidad de inducir un trance más o menos alucinatorio. La razón es simple: al encadenar hiperventilaciones durante un largo periodo, el cerebro recibe menos oxígeno y a veces tienen lugar reacciones corporales violentas. Este método de trabajo permitía eliminar diversos traumatismos de forma bastante eficaz. También podemos citar el método Rebirth, que, en líneas generales, se basa en los mismos principios.

Sin embargo, esto tampoco explica el vínculo entre emociones y respiración. Siendo sincero, no existe una prueba evidente entre la respiración y lo que voy a proponer. A lo mucho, un metanálisis (Zaccaro *et al.*, 2018) demuestra que la respiración mejora el estado emocional porque actúa sobre el sistema parasimpático, pero también sobre el sistema nervioso central, que funciona con ondas alfa, y no con ondas theta. No obstante, hay un conjunto de evidencias que apuntan a un vínculo más físico, el cual voy a proponer aquí.

Hemos visto de forma clara e indiscutible que la respiración influye en el sistema nervioso autónomo. Si hay una relación entre respiración y emociones, sin suda hay que explorar ese aspecto. Asimismo, se sabe que las emociones tienen un impacto en el sistema nervioso autónomo. Y lo contrario es indudablemente cierto: el sistema nervioso autónomo influye en el estado emocional (Kreibig, 2010), como defendía James. Te voy a proponer una pequeña experiencia para que te des cuenta de ello. Mete el vientre y respira rápidamente por la boca (un ciclo respiratorio de un segundo o dos). Hazlo durante unos veinte segundos y observa qué sientes. ¿Un poco de angustia, no? Sin embargo, no hay ninguna razón para experimentarla. Por lo tanto, esta acción puramente física, centrada en trabajar una zona específica, ha generado una emoción. Algo más sencillo y que todo el mundo conoce:

hacer cosquillas en las plantas de los pies provoca ganas de reír, cuando objetivamente no hay nada divertido en ello.

Estos ejemplos muestran un vínculo entre el sistema nervioso autónomo y las emociones.

Sin embargo, aún no hay una relación evidente entre respiración, emociones y cuerpo sin tensión. Entremos, pues, en detalle. En 2018, un artículo de investigación publicado en la revista *Nature* propuso que el intersticio era un órgano, el 80.º (Benias *et al.*, 2018). El intersticio es un tejido que recubre todo el cuerpo y que asegura una continuidad mecánica entre todos los tejidos y los órganos. En otras palabras, han rebautizado las fascias o más bien han establecido su continuidad en el plano celular. Las fascias son un tejido conectivo que rodea los demás tejidos. Son débilmente contráctiles y están inervadas por... ¡el sistema nervioso autónomo! Es interesante saber que el estado de las fascias influye en la salud. En su artículo, los autores indican que el intersticio está implicado en la circulación de fluidos, al producir linfa, y en la proliferación de metástasis en el caso del cáncer. Además, estudios anteriores centrados en las fascias han evidenciado una relación con enfermedades inflamatorias, el síndrome de colon irritable y muchas más.

LAS FASCIAS REPRESENTAN HASTA EL 20 % DE LAS TENSIONES MECÁNICAS EN NUESTRO ESQUELETO

No hay magia en ello. Las fascias influyen en muchos aspectos. Para empezar, desde un punto de vista puramente mecánico, hay que saber que las fascias representarían hasta el 20 % de las tensiones mecánicas sobre nuestro esqueleto. Esto me lo explicó una investigadora a la que conocí en el Instituto Tecnológico de Massachusetts (MIT, por sus siglas en inglés) que, tras sufrir graves problemas personales relacionados con la hiperactividad de sus fascias, eligió estudiarlas profesionalmente. Su trabajo consiste en crear modelos mecánicos de nuestra estructura corporal, y en ellos esta cifra está presente. Por lo tanto, las fascias contraídas infligirán una tensión permanente y causarán un desequilibrio postural con mucha facilidad. Durante un tiempo, este desequilibrio lo compensarán los músculos, que se cansarán cada vez más y que, sobre todo, estarán en un estado de tensión permanente, lo que causará dolores. Por otra parte, algunos estudios han demostrado que la tensión de estos tejidos está relacionada con el reflejo de bostezo, que, al trabajar el diafragma, estira el tejido conjuntivo y lo relaja. Esta podría ser la explicación de por qué bostezamos en situaciones de estrés. De todos modos, es de sobra conocido que suspiramos y bostezamos de forma habitual para reajustar el equilibrio simpático.

El segundo ámbito de influencia de las fascias está relacionado con el hecho de mantenerlas contraídas. Este estado no favorece una buena difusión de los líquidos corporales. Así, el oxígeno no se difunde tan bien en los tejidos y los residuos orgánicos no se drenan adecuadamente, lo que provoca la inflamación de la zona. También dificulta la distensión muscular, ya que el músculo está rodeado de fascias.

Sin embargo, como estos tejidos están controlados por el sistema nervioso autónomo, reaccionan a la agresión contrayéndose por medio del sistema ortosimpático. Por esta razón, en un estado de estrés, podemos sentirnos atrapados en nuestro propio cuerpo. Algunos sostienen la hipótesis de que enfermedades como la fibromialgia podrían deberse a unas fascias excesivamente contraídas. Como las emociones crean una variación en el estado de estrés, las fascias responden contrayéndose. Sabemos que estos pacientes suelen padecer ansiedad y que la mayoría de ellos sufren estrés postraumático.

Sin embargo, este estado de contracción puede prolongarse, manteniendo un estado emocional determinado como respuesta. Por ejemplo, en un estudio aleatorio publicado en 2008, los autores muestran que estirar las fascias por medio de un simple masaje disminuye la ansiedad (Fernández-Pérez *et al.*, 2008). La razón es que, una vez más, se da un diálogo entre los procesos fisiológicos. Otro estudio llegó a la misma conclusión en 2019, esta vez en relación con las fibromialgias (Wilczyńska *et al.*, 2019).

Ahora que sabemos esto, ¿cómo podemos relacionarlo con la respiración? Como es evidente, la respiración influye en el sistema nervioso vegetativo; por lo tanto, puede influir en cierta manera siguiendo un trayecto descendente hacia las fascias. Sin embargo, ¿puede la respiración influir siguiendo un trayecto ascendente, es decir, del estado de contracción de las fascias hacia el sistema nervioso? La respuesta parece ser afirmativa. Para empezar, sorprendentemente, el diafragma es un punto central en términos de inserción de la fascia: todas las fascias del tronco tienen una relación mecánica directa con el diafragman (Bordoni y Zanier, 2013). Y esto no acaba aquí. Las fascias situadas en el diafragma están conectadas con las del psoas ilíaco, enlazando así con las extremidades inferiores. Así, cuando el diafragma se contrae, todos estos tejidos se mueven. Como conclusión, si estos tejidos están contraídos, la movilidad del diafragma se verá afectada, como observamos en los casos de estrés.

Este campo de estudio aún está en sus inicios, pero resulta muy prometedor en su aplicación. Según parece, las emociones no se manifiestan físicamente en el mismo lugar. Un estudio publicado en la revista de la Academia de Ciencias de Estados Unidos en 2014, y revisado en 2018, ha demostrado que, con independencia del origen étnico o cultural, disponemos del mismo mapa corporal que relaciona una zona del cuerpo con un tipo de emoción (Nummenmaa *et al.*, 2014; Nummenmaa *et al.*, 2018). Así, la ira se manifiesta sobre todo en los brazos y en los trapecios, y lo hace de manera superficial; la tristeza, fundamentalmente en el pecho, y el miedo, en las piernas y en los psoas. Esto puede parecer extraño, pero hay una razón para ello. Las emociones desempeñan un papel biológico que consiste en ofrecer información. Al reaccionar, el cuerpo hace *sentir* la emoción a la conciencia. Sin embargo, como sucede con todo tipo de reacción corporal, si esta no se elimina mecánicamente, la tensión se acumulará y cada vez será más difícil librarse de ella. Es bueno estirar después de hacer ejercicio (pero ¡no inmediatamente después!).

GESTIONAR LAS EMOCIONES A TRAVÉS DEL MOVIMIENTO

Resulta interesante diseñar ejercicios específicos para volver a movilizar esas zonas corporales. Sin embargo, parece que, en el marco de las emociones, dejando a un lado la ira, las tensiones parecen instalarse fundamentalmente en los tejidos profundos. La respiración se convierte entonces en una herramienta muy valiosa. Es así como he ayudado a personas con traumatismos muy graves a retomar su vida sin tener que saber qué ha pasado; simplemente, utilizando la práctica respiratoria y movilizando las zonas corporales relacionadas con las emociones asociadas al problema.

Así, se establece un vínculo mecánico entre la respiración y el estado de tensión de las fascias y, por lo tanto, la señal enviada por estas al sistema nervioso autónomo. Tanto por la contracción de las fascias como por el impacto en el diafragma, que pierde su movilidad, se acelera la respiración y, por lo tanto, se estimula el sistema nervioso autónomo. Por consiguiente, es lógico que, para estar estable emocionalmente, las fascias deban relajarse. Más bien, esta relajación permitirá que la respiración sea más fluida y, por lo tanto, más lenta, lo que favorecerá un estado más tranquilo y distendido.

EJERCICIO
LAS CUATRO RESPIRACIONES

Diseñé este ejercicio para alternar entre los tres principales plexos fasciales de la pared torácica. Es perfecto para reducir la influencia de las emociones en el cuerpo y recuperar rápidamente la serenidad emocional. Es el primer paso para lograr el silencio mental, así como para mejorar la movilidad corporal, pues los tejidos internos se revitalizan.

Las cuatro respiraciones son las siguientes: inversa, explosiva, por la garganta y frontal. Se practican sucesivamente durante diez o quince respiraciones cada una en el orden mencionado. Recomiendo realizar entre tres y cinco ciclos tres o cuatro veces por semana. Lleva menos de diez minutos.

La respiración inversa es por la nariz. En la inhalación, presiona la región lumbar con el abdomen, buscando ascender a lo largo de la columna vertebral. En la exhalación, relaja el abdomen.

La respiración explosiva consiste en exhalar por la boca e inhalar pasivamente por la nariz. Exhala casi como si tosieras e inhala aprovechando la relajación de los músculos.

La respiración por la garganta se realiza inclinando la cabeza hacia atrás y abriendo ampliamente la boca para inhalar y exhalar por la garganta.

Finalmente, la respiración frontal se hace por la nariz y se busca introducir el máximo flujo de aire posible hacia la frente, entre los dos ojos.

Practicar este ejercicio te proporcionará bienestar de inmediato. Sentirás relajación, mucha serenidad y el espíritu vacío. Las primeras veces quizá incluso te dé sueño si tus emociones suelen afectarte. A largo plazo, sentirás más libertad y relajación, menor dependencia de tus emociones y mucha más concentración en aquello que haces.

COMPRENDER LA SABIDURÍA TRADICIONAL

Mi acercamiento a la respiración está directamente relacionado con mi manera de pensar. Comprender los mecanismos permite utilizarlos de la mejor forma posible. Sin embargo, como dije al principio, la respiración era patrimonio de las prácticas tradicionales. En Oriente, el yoga o el taoísmo utilizaban la respiración en muchas situaciones. Es habitual pensar que estas prácticas son exclusivamente orientales, pero nada más lejos de la realidad. Occidente también tiene una larga tradición de prácticas relacionadas con la respiración. El cristianismo, por ejemplo, en especial la comunidad ortodoxa, cuyas prácticas respiratorias son muy ricas. De ahí derivan algunos ejercicios que encontramos en *systema*. Por su parte, las protorreligiones recurrían al trance, que en ciertos casos se alcanzaba a través de la respiración, como redescubrió el fundador de la respiración holotrópica.

En este punto, me interesé por estas prácticas para intentar tender un puente entre los planteamientos modernos y los tradicionales. Por lo tanto, vamos a examinar varias prácticas respiratorias en estas tradiciones.

RESPIRAR PARA FOMENTAR LA PRÁCTICA ESPIRITUAL

En muchas ocasiones, en el curso de nuestra exploración de la respiración, he mencionado el pranayama. En términos de técnica, el pranayama es, sin duda, la disciplina más rica en patrones respiratorios. No obstante, es importante señalar un aspecto fundamental. Contrariamente a lo que suele creerse, el pranayama no es un método de respiración. Consiste en la absorción del prana, una energía vital que podríamos comparar al *qi* de los chinos o al *ki* de los japoneses. Así, no todas las técnicas del pranayama buscan desarrollar la capacidad respiratoria. No obstante, según la creencia india, esta energía vital se obtiene en su forma disuelta o transportada en el aire. Por tanto, las técnicas de retención permiten absorber el prana con cada inhalación. Evidentemente, no hay ninguna prueba científica que apoye estas afirmaciones, pero, si queremos comprender el sistema, hay que aceptar su lógica. Cuidado: aceptar esa lógica no significa renunciar al sentido común. Así, no está en absoluto demostrado que sea posible vivir a base de prana en el presente, es decir, alimentándose solo de la respiración. Todas las pruebas que han intentado corroborar esta hipótesis han revelado fraudes en el protocolo de los practicantes. Por lo tanto, salvando las distancias, habrá que aceptar que ciertos patrones respiratorios no son necesariamente lógicos en lo que respecta a optimizar la respiración, e incluso parecen contradictorios al respecto. En cambio, quizá cobren sentido aplicados al prana.

Dicho esto, muchas de las manifestaciones extraordinarias observadas durante este tipo de prácticas pueden explicarse por la respiración. Por ejemplo, el calor intenso y la sudoración abundante durante los ejercicios de retención o de prolongación de la respiración se deben a la hipercapnia. La generación de calor en el tumo podría deberse en la activación de las grasas pardas y seguramente por la aceleración del metabolismo energético a causa de la respiración. Así, un individuo entrenado es capaz de doblar la potencia de generación de calor después de una hora sumergido en hielo (Bongers *et al.*, 2019). Sin embargo, hay otras formas de hacerlo sin practicar el tumo. El récord del mundo lo ostenta el francés Romain Vandendorpe, que en 2020 estuvo dos horas y treinta y cinco minutos sumergido en hielo; hasta donde yo sé, no utilizó prácticas tradicionales para conseguirlo, sino un entrenamiento de deportista de alto nivel.

Del mismo modo, la gran lucidez que experimentamos al contener la respiración podría estar relacionada con la ralentización de la actividad cerebral, lo que haría que la mente fuera mucho más silenciosa y proporcionara estallidos de lucidez. Además, la respiración también puede disminuir la actividad cerebral, facilitando el paso a ciertas ondas específicas de estados meditativos o hipnosis. Todos estos fenómenos son de gran interés para una práctica espiritual como el pranayama, ya que ayudan a alcanzar un estado más propicio para su ejercicio.

En el taoísmo, la respiración también ocupa un lugar importante. Sin embargo, en relación con el pranayama, se aleja más de los conceptos de *qi* o chi. Con todo, sigue siendo un puente entre la materia y el espíritu. Para comprender mejor este punto de vista, cedo la palabra a Serge Gilette, docente taoísta.

La visión taoísta descompone al ser humano en tres niveles: el cuerpo, el espíritu y la energía (o aliento). Cada uno de ellos debe gozar de buena salud y mantenerse cultivado y equilibrado para que el ser humano se realice. Concreta y sencillamente, esto significa que, cada día, debemos abrir nuestro espíritu y aprender, pero también practicar una actividad física sana, a la vez que prestar atención a respirar bien. ¡Decirlo es muy fácil!

Según los taoístas, la respiración ocupa un lugar privilegiado en el desarrollo del ser humano realizado. Si el cuerpo es más yin ('material') y el espíritu es más yang ('inmaterial'), la respiración se encuentra entre los dos: es a la vez material e invisible.

En cierto modo, ocupa una posición estratégica, en el medio, de modo que puede actuar fácilmente sobre el cuerpo y sobre el espíritu. Por otra parte, nuestra experiencia nos lo demuestra a menudo: ¿quién no ha resoplado para librarse de la desilusión o ha inhalado para tranquilizarse? ¿Quién no ha exhalado con fuerza al devolver una pelota de tenis o al levantar una bolsa pesada de las compras?

En la medicina taoísta, la salud se considera un síntoma del buen funcionamiento de cinco sistemas principales. Uno de ellos se conoce como «pulmón» e incluye, entre otros, la nariz, la piel y parte del sistema inmunitario. En el *Interior clásico del Emperador Amarillo*, se dice que el pulmón es el «gran protector del cuerpo», que es como un «ministro que administra el imperio». También se dice que todos los vasos sanguíneos están vinculados al pulmón y que este gobierna la energía, lo que pone de manifiesto la importancia primordial de este sistema. La capacidad inmunitaria del sistema «pulmón» (siempre en el sentido de la medicina taoísta) proviene, sin duda, de la piel, pero también de la nariz (los senos paranasales). Por esta razón, los taoístas, que desean activar estas defensas, defienden priorizar la respiración nasal. Además, la falta de energía, ya sea global o limitada a uno de los cincos sistemas principales, es causa de enfermedades y puede empeorar. Pongamos como ejemplo un sistema digestivo que no está bien alimentado y se vuelve un tanto perezoso. Producirá menos energía, por lo que el cuerpo dispondrá de menos reservas. Esto da una pista del círculo vicioso de la enfermedad, que actúa como una espiral descendente. Una respiración de calidad proporciona una parte de esta energía y, según los escritos clásicos del taoísmo, evita enfermar.

En la medicina taoísta, la longevidad está intrínsecamente vinculada al gasto parsimonioso de un capital recibido al nacer: el *jing* 'esencia'. Tiene una parte hereditaria, a la que nos referiremos con el término *genética* en nuestros días, y otra parte de suerte (¡o de mala suerte!).

Según la visión taoísta, por desgracia este capital no puede aumentar. Peor aún, se sufre una lenta pero inexorable pérdida de este hasta que se agota: la muerte. El *jing* decrece más rápidamente si el gasto energético es superior a la producción energética. Piénsalo como si fuera una suma de dinero que has heredado y que conservas en un banco. Si tus gastos cotidianos son superiores a tus ingresos, tendrás que vivir de tu herencia. La solución taoísta para vivir más tiempo es semejante a la que hay que aplicar para disfrutar de unas finanzas saneadas: reducir el consumo y aumentar la producción energética. De acuerdo, pero ¿de dónde proviene la energía?, ¿cuál es la fuente de esta producción? Los taoístas la consideran el producto de una alimentación sana y una respiración de calidad. Así, el taoísta que desea llegar a viejo con buena salud cuida de su respiración (¡nasal!).

El movimiento consciente proviene del espíritu y enseguida se extiende al cuerpo. Así, pensamos en hacer un gesto y pasamos a la acción cuando se transmite al cuerpo la orden de ejecutarla. En otras palabras, pasamos del yang (inmaterial) al yin (materializado) o de la idea al desplazamiento de la materia. Como ya vimos, para los taoístas, el aliento o la respiración se sitúa justo entre el espíritu y el cuerpo. He ahí, pues, un poderoso vehículo para que la intención del espíritu alcance nuestros músculos y tendones. Todos lo hemos experimentado ya al respirar vigorosamente cuando hacemos un gran esfuerzo, ya sea para abrir un frasco de mermelada que se nos resiste o para levantar un mueble pesado. Explicado así, este mecanismo parece muy lógico y natural. Y, sin embargo, todos perdemos la costumbre de actuar con intención: es un mecanismo que hay que reeducar. Por ejemplo, las prácticas físicas del taoísmo invitan a atender a la respiración mientras se efectúan una serie de movimientos. La intención que hay detrás de cada movimiento y de la respiración guiada están en la base del verdadero trabajo de chi kung, más aún que los propios movimientos. Por lo tanto, podrás transformar cualquier tipo de gimnasia en chi kung si te ayudas de la respiración en cada movimiento. No es necesario que aprendas taichí chuan si practicas *parkour*, *kettlebelts* o yoga; basta con que respires correctamente.

Igual que el movimiento físico descrito antes, una emoción es un proceso que nace en la mente para llegar hasta el cuerpo. Ya sea miedo, asco, tristeza o cualquier otra emoción, echa raíces en un montón de pensamientos y termina con un cambio en el cuerpo: huida, rechazo, lágrimas, etcétera. Por lo tanto, pasamos del espíritu al cuerpo. También aquí la respiración desempeña un papel central, pues actúa como eje del proceso. Así pues, es interesante detenerse aquí para admirar el abanico de funciones de la respiración, ¡que podemos usar como si de una navaja suiza se tratara! No es casualidad que los taoístas sitúen el centro emocional en el pecho (detrás del esternón). Una sencilla práctica de limpieza emocional consiste en respirar conscientemente con la atención dirigida a esta zona. Respirar bien es uno de los tres pilares para gestionar sanamente las emociones.

Una experiencia común es que, cuando estamos por entero dedicados a un tema o a una tarea, nuestra mente no divaga. Permanece serena y volcada en lo que está haciendo. Se trata de la paz que muchos querrían experimentar de forma permanente, con independencia de los acontecimientos que los inquieten. El célebre nivel cero mental. Por desgracia, también ha ocurrido que nos concentremos tanto que se nos bloquee la respiración, con pequeñas apneas, o que el ritmo se torne irregular. ¿Qué hacer entonces para encontrar el equilibrio? Los taoístas trabajaron este problema y procuraron obtener los efectos positivos de la concentración sin los efectos negativos de las apneas. Una de sus respuestas, sin duda la más sencilla, consiste en poner la atención en el ciclo respiratorio. Así se matan dos pájaros de un tiro: la mente (y su incesante deseo de producir pensamientos) se calma al tiempo que no bloqueamos uno de los ciclos más importantes del cuerpo humano. Este tipo de meditación con propósito combina lo mejor de los dos mundos (en este caso, la mente y la respiración).

Para los taoístas, el universo que percibimos es el resultado de un movimiento perpetuo entre el yin y el yang. Para ellos, todo es un ciclo: años, estaciones, lunación, días, etcétera. En este sistema de pensamiento, todo se conforma a las mismas leyes y lo que existe en el cosmos se encuentra en el ser humano. Por lo tanto, estamos sometidos a ciclos, de los que la respiración forma parte. En efecto, la respiración se descompone, a grandes rasgos, en inhalación (un esfuerzo que invoca el yang) y exhalación (una distención que remite al yin). En esta acción cíclica, repetida incansablemente muchos miles de veces al día, se encuentra la esencia misma de la visión taoísta del mundo. Muchas veces por minuto, reproducimos lo que vemos en la imagen conocida como «yin y yang». Muchas veces por minuto, tocamos con el dedo (¡o con el aliento!) un principio que nos acerca al universo. Comprenderás así por qué la respiración, el aliento, es tan importante para nosotros, los taoístas.

Podríamos pensar que la respiración es propia de las prácticas asiáticas, pero esto está muy lejos de ser cierto. Está vinculada a lo espiritual en la Biblia, ya que Dios insufla vida por medio del aliento. Así, en muchas oraciones cristianas, el ritmo de la respiración conduce a un estado de calma en los practicantes gracias a espiraciones más prolongadas en comparación con la inhalación y apneas con pulmones vacíos. En particular, los cristianos ortodoxos utilizan la *Plegaria a Jesús* o *Plegaria del corazón*, que consiste en una inhalación en la primera parte y una exhalación un poco más larga en la segunda, con una pausa antes de volver a empezar. Se supone que esta oración debe repetirse constantemente. Además, en *systema*, algunos la utilizan en los ejercicios físicos para mantener una respiración constante y un cuerpo fuerte durante los ejercicios.

INTEGRAR LA RESPIRACIÓN EN SISTEMAS DE CREENCIAS MÁS COMPLEJOS

San Ignacio de Loyola, líder jesuita del siglo XVI y autor de *Ejercicios espirituales*, propone una manera específica de orar que subraya la importancia del ritmo de la respiración en relación con el ritmo de la plegaria. En concreto, pone el acento en la duración de la pausa después de la exhalación, al final de la oración, para meditar sobre el sentido de la frase. Este planteamiento se aplica al Padrenuestro y al Ave María. Esto es interesante porque, en el pranayama, se dice que los secretos de la existencia se encuentran entre las respiraciones.

Para los sufíes, el trance es una poderosa herramienta espiritual. Para inducirlo, se recitan ciertas oraciones siguiendo instrucciones específicas y se acompañan de música, ejercicios rítmicos o plegarias litúrgicas caracterizadas por el control de la respiración. También se hacen movimientos dirigidos. Este protocolo altera el estado fisiológico del practicante y le permite entrar en trance (Andézian, 2000).

Estos métodos, que combinan ritmos y patrones respiratorios específicos, también se utilizan en ciertas prácticas chamánicas y ofrecen resultados espectaculares en términos de modificación de los estados de conciencia. Además, si observamos los movimientos corporales, en este estado el cuerpo busca movilizar áreas específicas y lo intentará hasta lograrlo. El resultado es que, al final del trance, ciertas molestias corporales pueden haber desaparecido por completo. Estos fenómenos también están en proceso de estudio, en particular gracias al trabajo de Corine Sombrun.

También podemos hablar del doctor Stanislav Grof, fundador de la respiración holotrópica, que estudió la influencia de la respiración en el trance. Se percató de que ciertos patrones provocaban un estado alterado de conciencia. En su opinión, estos estados suponen muchas ventajas terapéuticas (Grof, 1998). A la larga, se ha convertido en una forma de práctica espiritual.

Como has comprobado, la respiración es un aliado de peso en la práctica espiritual desde hace mucho. *A priori*, hay dos razones principales que lo explican. La primera es espiritual: el aliento está vinculado a lo divino, de ahí su importancia a pesar de su falta de materia. La segunda es que la respiración causa cambios en los estados de conciencia. Estos estados modificados propician que se manifiesten experiencias espirituales. Sin embargo, no me compete opinar sobre la naturaleza de estas últimas.

PRACTICAR LA RESPIRACIÓN PARA LA ESPIRITUALIDAD PERSONAL

Hay un fenómeno que sí puedo describir porque lo he experimentado. No conozco a nadie que, después de haber practicado una disciplina que conceda un papel central a la respiración, no haya desarrollado alguna clase de espiritualidad, con independencia de su naturaleza. A veces, esto ocurre acercándose a la tradición de la que procede la práctica, ¡otras veces en absoluto! Creo que hay una razón para ello. Las prácticas meditativas y respiratorias de alto nivel crean una suerte de silencio. El ruido mental desaparece, deja de existir esa vocecilla que comenta todo lo que ocurre permanentemente y con la cual nos identificamos. Ya no existe esta especie de guía emocional de nuestros comportamientos, que, de hecho, se asemejan más a un impulso que a algo construido. Este fenómeno es bastante perturbador, ya que nuestra identidad suele construirse alrededor de esto. Cuando esto se desvanece, nos encontramos en medio del silencio. Sin embargo, la conciencia sigue presente. Entonces, se impone la pregunta sobre nuestra naturaleza profunda. Así, llegamos al ámbito de la filosofía o la metafísica en busca de respuestas; de ahí la aparición de la espiritualidad. Eso es justo lo que me ocurrió. Pero ¿por qué no buscar la respuesta en la ciencia? Porque hoy en día no hay ninguna respuesta lo bastante convincente a estas preguntas. Tal vez exista algún día, pero por ahora la tradición es, por paradójico que resulte, la que proporciona las respuestas más satisfactorias (¡aunque no necesariamente las más objetivas!).

Así pues, en esta fase, la respiración será un medio excelente para explorar a profundidad las facetas de la conciencia, algo que se hacía mediante la oración, la meditación o el trance en las diversas tradiciones.

EJERCICIO
MEDITACIÓN RESPIRATORIA

Aquí te propongo una práctica que te agudizará la mente. Siéntate en posición erguida, con la espalda recta. Toma nota de cómo te sientes, ¡puedes escribirlo!

Elige una imagen para representar en tu mente; debe ser algo que consideres más grande que tú.

Comienza con tres tiempos de inhalación y un tiempo de exhalación. Durante la inhalación, procura tener la imagen lo más clara posible en la mente. Durante la exhalación, mantén esa claridad. Al principio, la imagen podría perder definición. No te preocupes, inhala prolongadamente para volver a evocar esa imagen.

Cuando la imagen se mantenga nítida en la exhalación, haz dos tiempos de inhalación, dos de apnea completa, seis de exhalación y dos de apnea con los pulmones vacíos. Utiliza los tiempos de apnea para estabilizar al máximo la imagen.

Realiza este ejercicio durante unos quince minutos, preferentemente usando un cronómetro para que no sientas la tentación de mirar el reloj.

¡Observa cómo te sientes después!

Si ya llegaste a esta fase y asimilaste todo el trabajo respiratorio descrito en el libro, la meditación es pertinente por muchas razones. Cuando el cuerpo transmite menos mensajes, porque hay pocos dolores o estos dejaron de existir, no hay estrés y las emociones se transformaron en señal en lugar de ruido, el silencio que reina puede resultar perturbador. La meditación permite observar ese silencio y utilizarlo para adoptar un enfoque introspectivo que a menudo resulta muy transformador. Pero ¡esa es otra historia!

HACIA UN MÉTODO DEL TRABAJO DE LA RESPIRACIÓN

Fue en 2017 cuando tuve la intención de reunir mis conocimientos sobre la respiración para desarrollar una forma más estructurada de trabajar. Convencido de que la respiración era la base de la buena salud, así como una de las herramientas fisiológicas más poderosas que tenemos a nuestra disposición, quise crear un método específico para trabajarla. Conozco, literalmente, más de cien ejercicios de respiración. Por separado, estos ejercicios tienen escaso interés, pero, ordenados y organizados, conforman una práctica muy completa y variada. Así pues, volvamos un poco al cuaderno de requisitos necesarios para mejorar la salud y el bienestar a través de la respiración. Para empezar, la respiración debe ser lo más fluida posible para controlarla sin que eso nos estrese; debe ser lenta y no provocar hiperventilación; siempre hay que hacerla por la nariz; debe poder controlarse con un objetivo muy preciso, lo que implica que seamos capaces de soportar las limitaciones relacionadas con este control, por lo que debemos tolerar bien la sensación de falta de aire (principalmente, la acumulación de CO_2 en la sangre), y de involucrar a todos los músculos implicados en la respiración; debe tener un efecto mecánico en todo el organismo, produciendo así los movimientos corporales. Esto es, en mi opinión, lo que hemos de conseguir para disfrutar de una respiración eficaz y que esta se convierta en una verdadera herramienta.

ENTRENAR LA VENTILACIÓN

Un último punto, esta vez pedagógico. Todo este trabajo debe poder realizarse correctamente en una situación de estrés, ya sea físico (esfuerzo muscular o incomodidad corporal) o mental (estrés psicológico). Solo de esta manera la respiración resulta útil en situaciones difíciles. Con estas especificaciones, queda claro que empezar estudiando patrones de respiración es contraproducente. De un modo similar a lo que me sucedió al principio de la práctica con la marcha respiratoria, esto llevaría a forzar la respiración para seguir un patrón específico en lugar de dejar que ese patrón nos influya. El punto de partida en la práctica debe ser respirar de cualquier manera sin que cause dificultades.

REGULAR LA RESPIRACIÓN

Empecemos, pues, por el desarrollo de la técnica respiratoria, puramente mecánica. La respiración natural ha de estar integrada y la respiración nasal, presente sin pensar en ella todo el tiempo. Una vez conseguido esto, la técnica deja de ser un obstáculo y no estresará el cuerpo durante la práctica. Esto también tendrá beneficios en la postura y reducirá considerablemente los dolores vinculados a ella. El tiempo necesario para lograrlo se sitúa aproximadamente a los dos meses y medio con un entrenamiento de una hora y media por semana, o sea, quince minutos al día.

Sin embargo, existe un límite: tu tolerancia al CO_2. Si llevas años hiperventilando, tu tolerancia al CO_2 será baja. Como consecuencia, cada ejercicio que ralentice tu respiración desencadenará una respuesta de estrés y, por lo tanto, activará tu sistema nervioso ortosimpático, anulando la eficacia de las técnicas cuyo objetivo es inducir un estado de calma. Por lo tanto, aumentar la tolerancia al CO_2 es la segunda fase del aprendizaje. Para ello, habrá que combinar la precisión en la técnica respiratoria con la ralentización de la respiración. En esta fase, se respirará entre ocho y doce veces por minuto. En términos de capacidad, hay que respirar una vez por minuto durante diez o quince minutos sin gran dificultad. Así, disminuye significativamente la frecuencia respiratoria. Al cabo de otros tres meses, se verán los efectos.

En este nivel, el progreso se puede frenar y pueden surgir dificultades para mejorar la tolerancia al CO_2. En este caso, habrá que ocuparse del nivel de estrés y del estado muscular. Muy a menudo, en personas ansiosas o estresadas, persisten restricciones mecánicas relacionadas con tejidos que no están lo suficientemente relajados como para prolongar la respiración y, por lo tanto, tolerar mejor el CO_2. Así, habrá que relajar los tejidos mediante estiramientos y técnicas respiratorias muy específicas.

Una vez pasada esta etapa, podemos centrarnos en el control del sistema nervioso y hormonal a través de patrones respiratorios. Esta fase es extremadamente importante, ya que, al influir en nuestro estado por medio de la respiración, aprendemos a reconocer el estado de calma, el de relajación, el de concentración y el de excitación de forma nítida. Así, en la vida cotidiana, al ser conscientes de nuestra situación, podemos jugar con eso para que ese estado no nos desequilibre durante un periodo prolongado, lo que con el tiempo se notará en la energía de la que disponemos. Estas técnicas también nos permitirán adaptarnos más deprisa a las situaciones que afrontemos a lo largo del día.

A continuación, cuando puedas controlar tu estado de excitación y tu ánimo, será interesante vincular la respiración a la forma en que utilizas tu cuerpo. Es un trabajo muy introspectivo, pero serás más eficaz en tus gestos, generarás más fuerza, serás más resistente e involucrarás los músculos específicos en menor medida. Al trabajar así, los dolores posturales crónicos pueden desaparecer sin más. Sentirás más relajación y equilibrio en la intensidad de tus reacciones ante cualquier limitación. Moverse es el aspecto fundamental de esta etapa.

CALMAR LAS EMOCIONES

Tras interiorizar esta manera de moverte, reconocerás con más precisión el estado de tus tejidos. Así, empezarás a disociar una emoción vinculada a una zona de tensión de una emoción relacionada con una respuesta a un elemento externo. Esta diferenciación es interesante porque te permitirá librarte físicamente de las emociones molestas o, más bien, de huellas emocionales en el cuerpo. Mejorarás la receptividad corporal, pero, sobre todo, lograrás una calma mental muy importante. Esta calma no es anodina, ya que te llevará a plantearte la cuestión de quién eres en realidad cuando no dependes de las pulsiones vinculadas a las emociones y al ruido de tu mente. Entonces, se abrirá ante ti un camino de práctica introspectiva.

Esta es la base de mi forma de trabajar. Una vez ahí, llega el momento de la especialización o, más bien, de la optimización. Así, todas las herramientas están disponibles, ya sea para trabajar en tu actividad mental o en tu rendimiento físico. De esta manera, cuando solicitaron mis servicios deportistas de alto nivel, pude mejorar su VO2 máx., su rendimiento en la recuperación y su velocidad, con un seguimiento de tres meses. También los ayudé a trabajar su relación con el estrés y su capacidad para entrar en lo que en el juego llaman «la zona». Todo esto no deja de ser un trabajo basado en la misma metodología, aunque siempre incluyo estas herramientas en su práctica deportiva específica.

Desde que trabajo así, he entrenado a centenares de personas, ya fuera en mis cursos colectivos presenciales y en línea, como también a aquellos que me han enviado profesionales de la salud para trabajar problemas bastante graves. Sistemáticamente, el método es el mismo, pero, en función de la necesidad, insistiré más en un aspecto o en otro. Sin embargo, también he tenido que rechazar a muchos alumnos. No soy mago ni puedo ayudar a una persona en una hora si esta adopta una actitud pasiva. No practico la terapia manual ni soy psicólogo. Hay que dominar la respiración, y eso lleva tiempo. Es un trabajo activo. Imagina que has adoptado una mala costumbre con la que llevas toda la vida y le pides a alguien que, con un golpe de varita mágica (y que no lleve mucho tiempo), la elimine. Es evidente que no funcionará. Todo lo que yo puedo hacer es guiar a la persona y corregirla para orientar su progreso a lo largo del tiempo y optimizarlo. La práctica depende de ella.

La necesidad de practicar con regularidad para que surta efecto en realidad plantea un problema, porque la mayor parte de las técnicas de respiración, consideradas individualmente, prometen resultados en pocos minutos. El método 4-7-8, por ejemplo, te garantiza conciliar el sueño en unos pocos ciclos respiratorios. En principio, esto es cierto. El problema es que, para aplicarlo como es debido, hay que disponer de los medios necesarios. El trabajo preparatorio es un requisito previo y depende del nivel de implicación de la persona. Hay que tener presente que estas técnicas suelen formar parte de un plan más completo del que han sido extraídas. Por lo tanto, no es de extrañar que su eficacia disminuya una vez sacadas de su contexto.

Volviendo a la cuestión del bienestar, usar estas técnicas para equilibrar el sistema nervioso será muy provechoso. Cuando aprendemos a hacerlo, la mente se calma y está menos agitada, por lo que resulta más fácil tomar distancia e implicarse menos emocionalmente en lo que nos pasa. Así se ahorra mucha energía, pero también se previene el estrés. Implicarse menos significa conceder menos importancia a los acontecimientos y no considerarlos como un peligro al que habría que adaptarse. La vida entera pasa a ser una realidad mucho más serena. Esto, en combinación con una buena mecánica ventilatoria, mejorará mucho tu estado de forma general.

Podría pensarse que la práctica de la respiración es aburrida y repetitiva, pero no es así en absoluto. Bien estructurada, una clase nos permite ponernos constantemente a prueba y sentir un bienestar inmediato al final. Para que el entrenamiento sea duradero a lo largo del tiempo, ¡es esencial disponer de elementos de motivación!

¿UN ÚLTIMO EJERCICIO? ¡NO, UN PROGRAMA!

Para terminar, no voy a proponerte un ejercicio, sino más bien una forma de utilizar los ejercicios que has encontrado en este libro.

Los ejercicios pueden hacerse individualmente para solucionar problemas aislados, a veces de forma puntual, o para desarrollar una cualidad particular. Aquí vamos a adoptar un enfoque más global.

Partamos de la idea de que vas a practicar durante doce semanas a razón de dos sesiones de una hora por semana.

Las cuatro primeras semanas las dedicarás a entrenar la ventilación y reforzar la postura.

Las cuatro semanas siguientes, a reequilibrar la respiración.

Las cuatro últimas, a relajar las emociones para mejorar la flexibilidad del cuerpo y la receptividad de la mente. Todas las sesiones empezarán con el ejercicio «Prolongar la respiración» durante diez o quince minutos. A medida que avancen los ciclos, deberías acercarte a los quince minutos para alcanzar treinta tiempos de inhalación y treinta tiempos de exhalación. Todo ello acabará con el ejercicio del capítulo dos, «Relajarse a través de la respiración», de una duración de entre cinco y diez minutos.

Durante el primer ciclo, haz los siguientes ejercicios: «Practicar la respiración natural», «La marcha respiratoria» y «El ciclo respiratorio en movimiento». Quince minutos para los primeros ejercicios, cinco para el último.

Durante el segundo ciclo, haz los ejercicios «La marcha respiratoria», «Inducción a la hipoxia», «El ciclo respiratorio en movimiento» y «4-7-8». Quince minutos para el primero, diez minutos para el segundo, cinco para el tercero y diez para el cuarto.

Durante el ciclo final, practica «El ciclo respiratorio en movimiento», «Las cuatro respiraciones» y «Meditación respiratoria». Practica diez minutos el primero, diez minutos el segundo y veinte minutos el tercero.

Al final de los tres ciclos, si deseas una práctica regular, regresa al primero. Sin embargo, en cuanto hayas concluido los tres ciclos, deberías observar una mejoría en tu estado general. Menos dolores físicos, más resistencia y más energía. También deberías sentir más serenidad y relajación y menos influencia del entorno. A partir de este momento, será pertinente que empieces a interesarte por prácticas avanzadas o desarrolles aspectos específicos en función de tu situación y tus necesidades.

CONCLUSIÓN

Llegamos al final de este libro, que, a su vez, es el punto en el que me encuentro hoy en la manera de entender la respiración y de practicarla. Parece evidente que no es un punto de llegada, a la vista de la riqueza y las implicaciones de la respiración en nuestra persona. Esta práctica es decididamente evolutiva y se enriquecerá a medida que se produzcan avances científicos en esta materia. ¡Por lo tanto, es una fuente inagotable de práctica, pero también de estimulación intelectual! También es una fuente de encuentros interesantes, ya sea con los instructores con los que he tenido la oportunidad de trabajar como de mis aprendices, que hacen que mejore día a día.

A lo largo de este libro, hemos comprobado la importancia de la respiración en todo el funcionamiento de nuestro organismo, por así decir. Afirmar hoy en día que es posible encontrar nuevas técnicas respiratorias es un tanto pretencioso. La respiración consta de cuatro fases (ocho, si queremos ser más precisos): inhalación, retención con los pulmones llenos, exhalación, retención con los pulmones vacíos y transiciones entre fases. Por lo tanto, en las técnicas respiratorias, la cuestión tiene que ver con cambiar las ratios entre las fases.

Sin embargo, esta simplicidad no implica que sea sencillo aplicar estos ejercicios. Numerosas técnicas ancestrales se sirven de estas fases en todos los sentidos desde hace cientos de años para modificar el estado del cuerpo y del espíritu sin saber necesariamente cómo funcionan. Espero que en esta etapa tengas una visión más clara de su funcionamiento. No obstante, quedan muchas cosas por descubrir en este campo de investigación, por lo que sería pretencioso pretender comprenderlo todo.

Dicho esto, para utilizar estos patrones de la manera más eficaz, es útil comprender cómo funciona la respiración y, con estos conocimientos, construir una lógica de uso con el fin de obtener los efectos deseados. Así, podremos recurrir a la respiración para el bienestar, el deporte, la salud, la resolución de traumas y prácticas más espirituales. Como consecuencia, entenderemos con facilidad por qué un patrón respiratorio no puede resolver todos nuestros problemas. Una respiración que provoca estrés en el cuerpo para adaptarlo al esfuerzo no servirá para relajarse. Y, al contrario, una respiración concebida para activar el sistema nervioso parasimpático no ayudará a mejorar la marca en los cien metros lisos. Comprender la forma de respirar y controlarla es la clave para que resulte óptima.

La respiración consciente es una práctica en gran medida subestimada en la actualidad. Ignorarla cuando pretendemos gozar de buena salud comiendo mejor, haciendo deporte y procurando llevar un ritmo de vida equilibrado puede echar por tierra nuestros esfuerzos. Como ya vimos, las consecuencias de no respirar como es debido son dañinas y no necesariamente detectables, y cuando lo son no siempre se relacionan con una mala respiración. Esto nos hace invertir un tiempo considerable en intentar arreglar un problema que acabará volviendo, pues hemos descuidado su causa. La respiración consciente es, pues, un pilar de la buena salud.

Como toda práctica, requiere tiempo. Hay formas óptimas de trabajar, pero no existen atajos que te permitan arreglarlo todo en cinco minutos. Sin embargo, al contrario que la buena alimentación o el ejercicio regular, la práctica de la respiración tiene la ventaja de ser permanente. Así, si acostumbras a tu cuerpo a realizar los gestos correctos, los reproducirá a lo largo del día y de la noche. Por lo tanto, se trata de una ventaja considerable para progresar. Así, con solo diez o quince minutos al día, es posible avanzar y ver resultados en apenas unos días o semanas. Esto es lo que fue sorprendente en mi propia práctica, ya que, cada vez que me quedé atascado en un punto, tan pronto como la solución llegó, me llevó poco tiempo hacerla mía. El cuerpo siempre se inclina hacia lo que le cuesta menos en términos de energía a fin de realizar la acción más eficaz posible. En cuanto descubre un camino orientado en esa dirección, lo seguirá enseguida. Por lo tanto, es posible progresar rápido en la respiración consciente, algo que resulta muy gratificante.

En este libro, no traté situaciones muy concretas, como la búsqueda de la apnea máxima, la adaptación a la altitud o, en general, el efecto de la respiración en el rendimiento físico y deportivo. Es evidente que existe un gran potencial de mejora trabajando específicamente sobre la respiración. Sin embargo, para abordar esta cuestión como es debido, también hay que comprender los efectos fisiológicos de las condiciones de trabajo. Esto nos habría llevado demasiado lejos. Basta con decir que, si quieres mejorar tu rendimiento, te resultará muy útil respirar bien y de forma específica.

Para terminar, la respiración quizá sea la base de todo, pero hay que tener presente que la encontrarás en todo lo que hagas. Esto significa que cualquier oportunidad es buena para poner a prueba tu respiración, pero también para perfeccionarla, ya sea respirando mejor o de forma diferente.

¡Que respires bien!

REFERENCIAS

Andézian, S. (2000), «Dire la transe en islam mystique», *Archives de Sciences Sociales des Religions*, vol. 45, n.º 111 (julio-septiembre), págs. 25-40.

Benias, P. C., R. G. Wells, B. Sackey-Aboagye, H. Klavan, J. Reidy, D. Buonocore, M. Miranda, S. Kornacki, M. Wayne, D. L. Carr-Locke y N. D. Theise (2018), «Structure and distribution of an unrecognized interstitium in human tissues», *Scientific Reports*, vol. 8, n.º 1, pág. 4947.

Bongers, C. C. W. G., T. M. H. Eijsvogels, D. H. J. Thijssen y M. T. E. Hopman (2019), «Thermoregulatory, metabolic, and cardiovascular responses during 88 min of full-body ice immersion. A case study», *Physiological Reports*, vol. 7, n.º 24, pág. e14304.

Bordoni, B., S. Purgol, A. Bizzarri, M. Modica y B. Morabito (2018), «The influence of breathing on the central nervous system», *Cureus*, vol. 10, n.º 6, pág. e2724.

Bordoni, B. y E. Zanier (2013), «Anatomic connections of the diaphragm: Influence of respiration on the body system», *Journal of Multidiscipinary Healthcare*, vol. 6, págs. 281-291.

Boyer, L., E. Audureau, L. Margarit, E. Marcos, E. Bizard, P. Le Corvoisier, I. Macquin-Mavier, G. Derumeaux, T. Damy, X. Drouot, A. Covali-Noroc, J. Boczkowski, S. Bastuji-Garin y S. Adnot (2016), «Telomere shortening in middle-aged men with sleep-disordered breathing», *Annals of the American Thoracic Society*, vol. 13, n.º 7, págs. 1136-1143.

Bruton, A. y G. T. Lewith (2005), «The Buteyko breathing technique for asthma: A review», *Complementary Therapies in Medicine*, vol. 13, n.º 1, págs. 41-46.

Chauhan, A., A. M. Mazlee, N. A. Azhar, S. A. Ng Bansing, C. S. Qing, D. S. Sidhu, T. W. Xiong y L. Y. Yee (2020), «Effect of HIIT (high-intensity interval training) on vulnerability to dental caries», *Journal of Oral Biology and Craniofacial Research*, vol. 10, n.º 4, págs. 670-673.

Cowie, R. L., D. P. Conley, M. F. Underwood y P. G. Reader (2008), «A randomised controlled trial of the Buteyko technique as an adjunct to conventional management of asthma», *Respiratory Medicine*, vol. 102, n.º 5, págs. 726-732.

Das, R. R., J. Sankar y S. K. Kabra (2019), «Role of breathing exercises and yoga/pranayama in childhood asthma: A systematic review», *Current Pediatric Reviews*, vol. 15, n.º 3, págs. 175-183.

Fernández-Pérez, A. M., M. I. Peralta-Ramírez, A. Pilat y C. Villaverde (2008), «Effects of myofascial induction techniques on physiologic and psychologic parameters: A randomized controlled trial», *The Journal of Alternative and Complementary Medicine*, vol. 14, n.º 7, págs. 807-811.

Gerritsen, R. J. S. y G. P. H. Band (2018), «Breath of Life: The respiratory vagal stimulation model of contemplative activity», *Frontiers in Human Neuroscience*, vol. 12, pág. 397.

Grof, S. (1998), «Human nature and the nature of reality: Conceptual challenges from consciousness research», *Journal of Psychoactive Drugs*, vol. 30, n.º 4, págs. 343-357.

Hachmo, Y., A. Hadanny, R. Abu Hamed, M. Daniel-Kotovsky, M. Catalogna, G. Fishlev, E. Lang, N. Polak, K. Doenyas, M. Friedman, Y. Zemel, Y. Bechor y S. Efrati (2020), «Hyperbaric oxygen therapy increases telomere length and decreases immunosenescence in isolated blood cells: A prospective trial», *Aging (Albany NY)*, vol. 12, n.º 22, págs. 22445-22456.

He, J., Y. Li, Y. Cao, J. Xue y X. Zhou (2015), «The oral micro-
biome diversity and its relation to human diseases», *Folia
Microbiologica (Praha)*, vol. 60, n.° 1, págs. 69-80.

Hernández-Vicente, A., D. Hernando, A. Santos-Lozano, G. Ro-
dríguez-Romo, G. Vicente-Rodríguez, E. Pueyo, R. Bailón y
N. Garatachea (2020), «Heart rate variability and exceptio-
nal longevity», *Frontiers in Physiology*, vol. 11, n.° 566399.

Kox, M., L. T. van Eijk, J. Zwaag, J. van den Wildenberg, F. C.
Sweep, J. G. van der Hoeven y P. Pickkers (2014), «Volun-
tary activation of the sympathetic nervous system and atte-
nuation of the innate immune response in humans», *PNAS*,
vol. 111, n.° 20, págs. 7379-7384.

Kozhevnikov, M., J. Elliott, J. Shephard y K. Gramann (2013),
«Neurocognitive and somatic components of temperature
increases during g-tummo meditation: Legend and reality», *PLoS One*, vol. 8, n.° 3, pág. e58244.

Kreibig, S. D. (2010), «Autonomic nervous system activity in
emotion: A review», *Biological Psychology*, vol. 84, n.° 3,
págs. 394-421.

Lebigot, L. (2017), *Aux sources du karaté. Fujian et Okinawa*,
Neuilly-sur-Seine, Atlande.

Lundberg, J. O. (1996), «Airborne nitric oxide: Inflammatory
marker and aerocrine messenger in man», *Acta Physiologi-
ca Scandinavica*, suplemento, vol. 633, págs. 1-27.

Lundberg, J. O., T. Farkas-Szallasi, E. Weitzberg, J. Rinder,
J. Lidholm, A. Anggård, T. Hökfelt, J. M. Lundberg y K. Al-
ving (1995), «High nitric oxide production in human paranasal
sinuses», *Nature Medicine*, vol. 1, n.° 4, págs. 370-373.

Malik, M., A. J. Camm, J. T. Bigger, G. Breithardt, S. Cerutti R.
J. Cohen *et al.* (1996), «Heart rate variability: Standards
of measurement, physiological interpretation, and clinical
use», *European Heart Journal*, vol. 17, n.° 3, págs. 354-381.

Malte, H., G. Lykkeboe y T. Wang (2021), «The magnitude of
the Bohr effect profoundly influences the shape and posi-
tion of the blood oxygen equilibrium curve», *Comparative*

Biochemistry and Physiology. Part A: Molecular & Integrative Physiology, vol. 254, n.º 110880.

Nummenmaa, L., E. Glerean, R. Hari y J. K. Hietanen (2014), «Bodily maps of emotions», *PNAS*, vol. 111, n.º 2, págs. 646-651.

Nummenmaa, L., R. Hari, J. K. Hietanen y E. Glerean (2018), «Maps of subjective feelings», *PNAS*, vol. 115, n.º 37, págs. 9198-9203.

Page, A. J., T. A. O'Donnell, N. J. Cooper, R. L. Young y L. A. Blackshaw (2009), «Nitric oxide as an endogenous peripheral modulator of visceral sensory neuronal function», *The Journal of Neuroscience*, vol. 29, n.º 22, págs. 7246-7255.

Pluess, M., A. Conrad y F. H. Wilhelm (2009), «Muscle tension in generalized anxiety disorder : a critical review of the literature», *Journal of Anxiety Disorders*, vol. 23, n.º 1, págs. 1-11.

Prem, V., R. C. Sahoo y P. Adhikari (2013), «Comparison of the effects of Buteyko and pranayama breathing techniques on quality of life in patients with asthma: A randomized controlled trial», *Clinical Rehabilitation*, vol. 27, n.º 2, págs. 133-141.

Rathore, M. y J. Abraham (2018), «Implication of Asana, Pranayama and Meditation on Telomere Stability», *International Journal of Yoga*, vol. 11, n.º 3, págs. 186-193.

Riestra, P., S. Y. Gebreab, R. Xu, R. J. Khan, R. Quarels, G. Gibbons y S. K. Davis (2017), «Obstructive sleep apnea risk and leukocyte telomere length in African Americans from the MH-GRID study», *Sleep & Breathing*, vol. 21, n.º 3, págs. 751-757.

Sankar, J. y R. R. Das (2018), «Asthma, a disease of how we breathe : Role of breathing exercises and pranayam», *Indian Journal of Pediatrics*, vol. 85, n.º 10, págs. 905-910.

Santino, T. A., G. S. Chaves, D. A. Freitas, G. A. Fregonezi y K. M. Mendonça (2020), «Breathing exercises for adults with asthma», *The Cochrane Database of Systematic Reviews*, vol. 3, n.º CD001277.

Schwerdtfeger, A. R., G. Schwarz, K. Pfurtscheller, J. F. Thayer, M. N. Jarczok y G. Pfurtscheller (2020), «Heart rate variability (HRV): From brain death to resonance breathing at 6 breaths per minute», *Clinical Neurophysiology*, vol. 131, n.° 3, págs. 676-693.

Tavel, M. E. (2021), «Hyperventilation syndrome: Why is it regularly overlooked?», *The American Journal of Medicine*, vol. 134, n.° 1, págs. 13-15.

Tyuma, I. (1984), «The Bohr effect and the Haldane effect in human hemoglobin», *The Japanese Journal of Physiology*, vol. 34, n.° 2, págs. 205-216.

UR, A., y K. Verma (2020), «Happy hypoxemia in covid19: A neural hypothesis», *ACS Chemical Neuroscience*, vol. 11, n.° 13, págs. 1865-1867.

Wanger, J., J. L. Clausen, A. Coates, O. F. Pedersen, V. Brusasco, F. Burgos, R. Casaburi, R. Crapo, P. Enright, C. P. van der Grinten, P. Gustafsson, J. Hankinson, R. Jensen, D. Johnson, N. Macintyre, R. McKay, M. R. Miller, D. Navajas, R. Pellegrino y G. Viegi (2005), «Standardisation of the measurement of lung volumes», *European Respiratory Journal*, vol. 26, n.° 3, págs. 511-522.

Weitzberg, E., y J. O. Lundberg (2002), «Humming greatly increases nasal nitric oxide», *American Journal of Respiratory and Critical Care Medicine*, vol. 166, n.° 2, págs. 144-145.

Wilczyńska, D., A. Łysak-Radomska, M. Podczarska-Głowacka, J. Zajt, M. Dornowski y P. Skonieczny (2019), «Evaluation of the effectiveness of relaxation in lowering the level of anxiety in young adults: A pilot study», *International Journal of Occupational Medicine and Environmental Health*, vol. 32, n.° 6, págs. 817-824.

Zaccaro, A., A. Piarulli, M. Laurino, E. Garbella, D. Menicucci, B. Neri y A. Gemignani (2018), «How breath-control can change your life : A systematic review on psycho physiological correlates of slow breathing», *Frontiers in Human Neuroscience*, vol. 12, pág. 353.